看護のための
ファシリテーション

中野民夫｜浦山絵里｜森 雅浩｜編著

学び合い
育ち合う
組織のつくり方

看護のためのファシリテーション
―学び合い育ち合う組織のつくり方

発　行　2020 年 2 月 15 日　第 1 版第 1 刷 ©
　　　　2022 年 2 月 1 日　　第 1 版第 3 刷

編　著　中野民夫・浦山絵里・森　雅浩

発行者　株式会社　医学書院

　　　　代表取締役　金原　俊

　　　　〒113-8719　東京都文京区本郷 1-28-23

　　　　電話　03-3817-5600（社内案内）

印刷・製本　アイワード

ISBN978-4-260-04171-3

はじめに

　看護師の皆さんは「本当に素晴らしい」と思います。病気や怪我で病院に行った時，その穏やかな笑顔，優しくもテキパキした声がけや行動に，どれだけ救われたことでしょう。ほっと気が休まるのです。入院してしまった時など，特に用がなくても，看護師さんが回ってきて声をかけてくれるのを心待ちにしている自分がいます。本当に頭の下がる立派なお仕事だなあ，とずっと思ってきました。

　患者にはこのように素敵なケアを提供している看護師の皆さんですが，労働環境の現実はなかなか厳しいというのが実情でしょう。不規則な労働時間，予期せぬ事態への対応，人の感情や気持ちという難しいものと向き合う日々。そんな大変な中で，気持ちよく前向きに働き続けるためには，職場環境，特にチーム医療として取り組む多様な職種の人々や身近な同僚やスタッフの人間関係が健やかでないと，かなりつらいことになるでしょう。

　看護師長や主任など看護管理者の皆さんは，医療現場で日々直面する幾多の課題に対応する一方で，若いスタッフを育てながら，気持ちや意欲までケアしていくという大変なお仕事を抱えておられるのだと思います。つい頑張り過ぎて自分自身の心身も危うくなってしまうのでは。

　そんな大変な現場に，「ファシリテーション」がきっとお役に立ちます。もともと英語の"facilitation"は「促進」「〈事を〉容易にすること」という意味です。そこから発展し，今では「人々が集まって学んだり，何かを一緒に考えたり，創ったりする時に，1人ひとりの多様な思いや知恵や力を認めて活かし，前向きな相互作用を引き出して，お互いに学び合うことを支援する技法」を意味しています。教える側が一方的に知識を伝達する，つまり学ぶ側が聞き続けるのではなくて，学ぶ側が実際にやってみて自分で考え，仲間と話し合うなかで，自分ごととして学びを深めていく場をつくるのです。

　つまりファシリテーションをうまく活用すれば，上に立つ人が1人で力んで教えようと頑張り続けなくても，おのずと人々が「学び合い，育ち合う」場が生まれてくるのです。主体的に学び合い，ともに成長していくというのは，人材育成

や組織開発の理想的な形でしょう。

　主にアメリカで育まれたファシリテーションの技法は，日本では 2003 年頃から一気に広がってきました。さまざまなワークショップや研修，会議や組織開発などで，そこに集う人々の参加や体験や相互作用を促し，学びや創造を支援するスキルとして，分野を超えて活用されてきました。2003 年に設立された「日本ファシリテーション協会（FAJ）」には，ファシリテーションを学び活用する人々が集い，自律分散型の社会を築くべく全国各地で学び合いの場を設けています。

　本書には，日本での創成期に『ファシリテーション革命』（岩波書店）を出版した私が，Be-Nature School 代表の森雅浩と一緒に 2003 年から始めた「ファシリテーション講座」の長年の蓄積が詰まっています。多くの方々がここから巣立って行きました。看護師長を務め，看護師の育成に関わっていた浦山絵里は，この Be-Nature School のファシリテーション講座に 2006 年に参加しました。そしてファシリテーションの持つ豊かな可能性をぜひ医療・看護の世界に活かしたい，という強い志を持ち，彼女なりに研修などに応用してきました。

　浦山と医学書院の編集者小齋愛さんとのご縁から，雑誌『看護管理』2014 年 1 月号で特集「『対話』が現場を変える！ファシリテーター型リーダーシップ」を組んだところ，売り切れになるほど大きな反響をいただきました。執筆していた中野と森もそこから看護の世界に関わるようになり，『看護管理』での連載や，「看護のためのファシリテーション講座」を少しずつ積み重ねてきました。今回，この連載や各地での講座の体験をもとに，ようやく本書がまとめられたのは大変うれしい限りです。

　第 1 章「ファシリテーションとは何か」（中野）では，ファシリテーションの概要と，ファシリテーター型リーダーの心得，人材開発や組織開発への活用について述べます。

　第 2 章「看護現場とファシリテーション」（浦山）では，ファシリテーションを，

より看護の現場の実際に即してお伝えします。看護管理者にとっての意義や，研修や人材育成にファシリテーションがどう活用できるか説明します。

　第3章「ファシリテーションのスキル」（森）では，基本的なファシリテーションのスキルを，3つの基本「空間デザイン」「グループサイズ」「板書」を中心に整理して紹介します。

　第4章「企画とプログラムデザイン」（森）では，さまざまな会議や研修を企画する立場の人に役立つ細かなステップを描きます。また実際に筆者がどのように考えてプログラムをつくっているかの過程を詳述します。

　第5章「プログラムデザインとファシリテーションの展開例」（浦山・森）では，定例会議や研修など，現場で求められるより実践的な展開例でのプログラムデザインを紹介します。

　第6章「ファシリテーションのこころ」（中野）では，ケアする人自身を支えるマインドフルネスなど，ファシリテーターを根源から支える思想や哲学を分かりやすく語ります。

　本書は，「学び合い育ち合う場のつくり方」に取り組む全ての方々，つまり対話を大切にした参加体験型の研修や組織開発に取り組む人々に役立つはずです。看護管理者に限らず，より健やかな人と社会を築くために多様な現場で奮闘する方々に，ぜひ本書を手にとっていただけたらと願っています。

　まずは自分自身が少し楽になり，そしてその余裕と穏やかさが周囲の人々の内側からの笑顔と元気を引き出し，いつの間にか組織全体が活性化する，そんな奇跡のような相乗効果が起こる一助になることを祈っています。

2020 年 2 月
中野民夫

Contents | 目次

第6章 ファシリテーションのこころ
中野民夫

●ブックデザイン：遠藤陽一・高岩美智（デザインワークショップジン）

第 1 章

ファシリテーションとは何か

中野民夫

ファシリテーションとは何か

人と人との関係から生まれる力

　組織やチームの人間関係が良好で，そこで働いている人が生き生きしていれば，そこから生まれるサービスはおのずと魅力的なものになるでしょう。医療機関も例外ではありません。組織やチームの人間関係がよく，皆が生き生きとしていられるならば，患者・家族に対しても最良のサービスを提供できるでしょう。ところが，逆に組織内の人間関係がどこかぎくしゃくしていると，それは周囲にもなぜか伝わってしまうし，思わぬ厄介な問題につながりかねません。

　もし看護管理者が，スタッフ1人ひとりの価値観や違いを尊重し，丁寧に話し合う場を設けるなど，対話を重視して何でも率直に言い合える風通しのよい組織風土ができれば，忙しく緊張感がある職場でも雰囲気がよくなりスタッフの働きがいも上がることでしょう。笑顔で前向きな雰囲気は，おのずと多職種間でのチーム医療やさまざまな地域連携にも役立ち，さらには患者・家族の意思決定支援もよりスムーズにするはずです。

　本書でさまざまな形で取り上げる「ファシリテーション」とは，人が集まる場で，多様な関係者のコミュニケーションをよくすることで，人と人との関係の質を高め，そこから生まれる知恵や力などの成果を最大化していく技法なのです。

ファシリテーションとは

◉協働や共創の過程を実り多いものに促す技法

　「ファシリテーション」とは，人々が集い，何かを話し合ったり，学んだり，創造しようとするとき，そこにいる人々が遠慮なく発言し参加できるような場を

つくり，円滑なコミュニケーションで意見や感情のやりとりをスムーズにし，協働や共創の過程を実り多いものになるよう促す技法です。誰かが一方的に教えるのではなく，対等に近い立場で皆が参加できる場をつくることで，そこにいる人々が共に学び合える場をつくるスキルでもあります。それは，カンファレンスや会議，研修などを豊かなものにし，人材育成や組織開発にもつながるスキルなのです。

　もともと「ファシリテーション」とは，英語で「促進する」とか「〈事を〉容易にする」という意味の動詞 "facilitate" の名詞形です。物事を効率的に促進したり，円滑に進めたりする働きのことを指します。

◉ファシリテーターとは

　このファシリテーションの技法や働きを担う人のことを「ファシリテーター」と呼びます。会議や参加体験型のワークショップなど，人が集まる場を円滑に導く進行役です。上に立つ先生や上司ではなく，むしろ横や下から人々を支援し，活性化し勇気づける役割です。「司会進行役」「進行促進役」「協働促進役」「共創促進役」などの訳が試みられたり，「助産師」に例えられたりしてきましたが，現在ではカタカナでそのまま使われることが定着しています。次ページの「ファシリテーター8か条」（図1-1）はファシリテーターの役割と心構えを表したものです。

　ファシリテーションは日本では2003年頃から広がり始めましたが，その応用範囲は広く，ここ十数年の間に，分野を超えて，さまざまな会議，参加体験型のワークショップ，研修や人材育成，チームづくりやプロジェクト，組織開発，地域やコミュニティづくり，など多様な分野で活用されるようになりました。現在では，「ファシリテーター」が職業としても成り立つようになりましたし，また必ずしも「ファシリテーター」とは名乗らなくても，ファシリテーションの機能をそれぞれの場で応用する人が増えています。

◉支援型リーダーのためのファシリテーション

　ファシリテーションは，新たな「支援型リーダーシップ」の1つとしても注目されています。従来のリーダーは，明確なビジョンを持ち，強い指導力で人々を引っ張る「先導型リーダーシップ」を発揮してきました。ところが，グローバル

図1-1 「ファシリテーター8か条」（中野民夫による）[1]

フ ふらっと現れふらっと去る，オイラは脇役，縁の下の力持ち
参加者が主体の学びの場。よい体験が残っても，ファシリテーターのことは忘れられるくらいがいい。ちょっとさびしいけど。

ア 在りようそのものが見られてる。その場その時にしっかりと在れ！
ファシリテーターは「技術」よりも，結局その存在感が場に影響を与えている。突発的な状況にも深呼吸して Be Here Now!

シ 事前の準備は入念に。人事を尽くして，天命を待て！
事前にはいろいろシミュレーションをして幾通りもの万全の準備を。しかし始まったらそれにこだわらず，流れに任せよう。

リ リラックスしているとみんなも安心。でも時にはキリリとメリハリを！
ファシリテーターがくつろいでいると皆にも伝染。でも「促進役」でもあるので，時には巻いたりプッシュしたりも必要。

テ 丁寧に耳を傾けよく聞こう，1人ひとりの多様さを！
「誰もがその場に貢献できる何かを持っている（anyone can contribute）」という信念で傾聴を。その姿勢は皆に伝わる。

イ 一番大事な「場」を読む力。常に個と全体に気配りを！
これがなかなか難しい。1人では困難なので，複数のファシリテーターやスタッフチームで，分担して全体をカバーしよう。

タ タイムキープはしっかりと。無理なく自然に，かつ容赦なく！
終わりはたいてい遅れがち。だが後の約束がある人もいる。ルーズにならずに時間管理は大切。それもあせらず自然に。

ア 遊び心，ユーモア，そして無条件の愛と信頼を忘れずに！
なにより楽しくなくては。そして，人やグループやプロセスへの無条件の深〜い「愛」と「信頼」こそがワークショップの基本。

な問題が複雑に絡み合い，多様な価値観が錯綜する今，1つの正解などない難問ばかり，しかも変化が激しく先の見えにくい時代に，そのような1人で屹立するような従来型のリーダーは存在しにくいのです。また強いリーダーに依存してついていくだけでは，個々の力や自主性が育まれないことも分かってきました。

　そこで新しい時代の支援型リーダーとして，上から引っ張るのではなく，あえて同じ地平に立って人々が集う場を呼びかけ，皆が気軽に発言したり行動したりしやすい対等で安心安全な場をつくろうとする人が求められています。本人が正解を知っている必要はなく，そこに集う人々や場を信頼し，適切な話し合いの場と流れをつくり，相互作用から何かが生まれ始めるのを丁寧に待つ。そんな「愛を持って見守るファシリテーター型リーダー」については，次節（▶P008）で詳しく述べることにします。

大学教育改革の現場でも

　私の勤務する国立大学法人東京工業大学では，2016年度から本格的な大学改革が始まりました。複雑に広がった学部と大学院の組織を統合してシンプルにし，世界を見据えて2学期制から4クオーター（4学期）制に切り替え，人としての教養を育むリベラルアーツ教育を充実させています。私が所属しているリベラルアーツ研究教育院では，「理系の専門性に加え，人間性・社会性・創造性を兼ね備え，大きな志を持つ学生を育む」という理念のもと，さまざまな試みを始めました。

◉ 教員が学び合いの場を支援する

　例えば大学新入生1100人の必修授業「立志プロジェクト」では，木曜に大教室でジャーナリストの池上彰氏など社会の一線で活躍する方々の講演を聴いた後，月曜には40の少人数クラス（約28人）に分かれ，「何を聴き，何を考えたか」について書いてくる宿題をもとに，4人組で対話促進ツール「えんたくん」[註1]

註1　直径80cmから1m程の円形の段ボール板。4〜5人が向かい合って座り膝に乗せると円卓になる。物理的・心理的な距離が近くなり，笑顔が生まれる対話促進ツール。用紙を乗せてお互いに発言をマーカーでメモして見える化しながら話すとなおよい。『えんたくん革命』（川嶋直，中野民夫著，みくに出版，2017）に詳しい。

（▶P079）を囲んで話し合うグループワークを行います[2]。

　1週間に2回の授業を8週間にわたって繰り返すのですが，午前と午後で40もの少人数クラスを，教員たちが手分けして担当する大掛かりな組織的な取り組みです。注目すべきことは，教員たちが皆，専門を超えて「ファシリテーター」の役割を担っているところです。各自の専門知識を教える役割ではなく，学生同士が話し合い学び合う場をサポートし支援するファシリテーターとしての役割を担うのです。

　専門分野を教えてきた大学教員にとって，ファシリテーター役は不慣れな新しい役割で，不安を持って臨んだ人も多くいました。しかし学生が次第に生き生きしていく姿を目の前で見るのは教員としてはうれしいことで，皆，喜んでこの新たな役割を引き受け，楽しむようになりました。毎週月曜の少人数クラスの後には，それぞれが試みたことや気になる課題を気軽に共有するふりかえりの会「立志カフェ」を開き，工夫や失敗を共有して教員同士が学び合いながら積み重ねているのも貴重な機会となっています。

　メールやSNSが盛んになった一方で，「人と話すことは苦手」という学生が多い時代ですが，毎週の対話の積み重ねの中で，同じ講義を聴いてもさまざまな受け取り方をする他者と出会い，新鮮な驚きとともに自分の世界を広げていくことができます。授業を受身的に聞くだけではなく，お互いに印象に残ったことや考えたことを話し合う中で，学び合う面白さに目覚め，正解のない社会や人生のより深い問いへと徐々に開かれていくのです。苦手と思っていた生身のコミュニケーション力も自然に上がっていきます。

◉生き生きとした教員の姿が学生に与える影響

　大学の教員というと，それぞれの専門性が高く，普段はどちらかというと相互不干渉で，同じ目標に向かって一緒に協働することは比較的少ないものですが，東京工業大学では大学挙げての教育改革の中で，リベラルアーツ研究教育院を基盤に組織的に取り組んだことにより，新しいものを一緒に創るプロセスをたくさん共有してきました。打ち合わせや準備や研修などが多くて大変なのですが，皆のエネルギーが高まり，やりがいも感じられて正直楽しいのです。教員たちが生き生きと試行錯誤する雰囲気は，自ずと学生たちに伝わり影響しているのだと思

います。

　医療関係者もそれぞれ専門性が高く，職種や上下の見えない壁があるかもしれませんが，「チーム医療」が目指されている時代，人と人の関係の質を高めて成果を引き出すファシリテーションが貢献できることは多いと確信しています。

ファシリテーター型リーダー

人々の相互作用を促し，
自律や創造を育む支援型のリーダーシップ

ファシリテーター型リーダーとは

「ファシリテーター型リーダー」とは，「愛を持って見守る人」のことだと思います[3]。

前節で新しい時代に求められる支援型リーダーについて述べましたが，その1つのありようがファシリテーター型リーダーシップです。自分が上に立ったり前に出て引っ張るのではなく，むしろ一歩引いて皆が対等に話し合ったり考えたりできる場を創り，皆の知恵や力を引き出して，相互作用の中で皆の思いや知恵が大きな力に展開するのを育む。そんなリーダーシップが，今，求められているのではないでしょうか。

これまでイメージされてきた「立派で強いリーダー」とは異なり，自分が頑張って引っ張らなければいけないと思う必要はありません。正しい答えを常に持っている必要もありません。自分がそんなに立派ではないし，いつも正解を返せるわけではないからこそ，「何が起こっているのだろう？」「どうしたらいいのだろう？」と，関係者が集って率直に問い合って安心して話し合える場を設けることが，さまざまな学びや創造を可能にするのです。そういうことができる人こそ，現代の新しいリーダーなのではないでしょうか。

それは何も役職としての管理職である必要はありません。ファシリテーター型のリーダーシップは誰もが発揮できますし，少し勇気を持って踏み出すことで周囲の関係が健やかになっていきます。責め合うのではなく，前向きで建設的な話し合いができる場を創り，そこに集った人々の率直な言動から生まれてくる新たな発見や展開を一緒に楽しみましょう。普段なかなか語られない本音の言葉が出てくるのをゆっくり促し，それがもたらす相互作用の中で場が次第に深まってい

くような環境を丁寧に育むのです。

　まだ経験の少ない若い人々が，習ったことをもとに，試行錯誤を繰り返しながら少しずつ自分のものにしていく過程を，余計な手出しや口出しをせずに，愛をもって見守り続け，最小限の助言やサポートをします。「愛」は，その人を自分の思う通りに変えようとは思わないものでしょう。「愛」とは，その人らしい成長を促し，待てる力なのだと思います。

　このような「人々が適切に話し合える場を創り，あとは任せて待つ」という一歩引いた新しい支援型のリーダーシップは，経験も実績もあるがゆえに先が読める年長者，責任感と意志の強い管理者など，旧来のリーダーにはなかなか難しいことかもしれません。頼りない感じがして，そんなことで大丈夫かと思い，つい助言や評価の言葉が口をついてしまうかもしれません。

おのずからの成長を促す

　そもそも，「人が育つ」とはどういうことなのでしょうか。若い人には，まだ経験したことがないことがたくさんあります。知らないこともたくさんあります。それを，経験や知識も十分な大人がもどかしく思って，教えたい，導きたいと思うのは当然かもしれません。でも，言葉で正論を伝えても，はたしてどれだけ伝わるでしょうか？　「伝える」ことと，本当に「伝わる」ことの間には，果てしないギャップがあるのです。

　自分がどのように成長してきたか，少し思い出してみましょう。例えば，這い這いから初めて二本足で立ち上がったとき，補助輪なしの自転車に乗れるようになったとき，うまく力を抜いて浮けて泳げるようになったとき，私たちは自分の全身全霊を使い，何度も何度も試行錯誤しながら少しずつできるようになったのではなかったでしょうか。

　言葉を覚え，自分の思いを表現することや，人の話をしっかりと聴いてから応答すること，相づちを打ったり適切な質問を返したりすることなど，コミュニケーションの基本も，見よう見まねで少しずつ自分自身のものにしてきたのではなかったでしょうか。成長には，本人があれこれ苦労しながら身につけていく過程が，どうしても不可欠なのです。

共感的理解，受容，自己一致

　カウンセリングにおいて，来談者中心の立場から新しい地平を切り開いた臨床心理学者のカール・ロジャーズは，「共感的理解」「無条件の信頼や受容」「自己一致」の3つがそろっている相手の前では，人はその人自身の力でおのずと成長する，と語っています。「治療してやろう」などという接し方では，人はその尊厳を回復できないのです。

　来談者，つまり「問題を抱えていて，なんとかしてほしい」と思って相談に来る人でさえ，あれこれ立派なことを教えられたりアドバイスされたりするよりも，自分に心から共感して理解してくれ，何があっても少々よからぬ方向に脱線しても無条件の信頼を寄せてくれ，さらにその人自身が自己一致している，つまり感じていることと言ったりやったりしていることに隔たりがない人，そういう存在が身近にいるならば，人は自分の力でおのずから成長していく，とロジャーズは言うのです。

　我が身を振り返っても，教えられたことがそのまま身についたことなど，まずありません。前述のような，共感的な理解と無条件の信頼や受容と自己一致の要素を持つ先生や親や人の前で，自分なりにもがき試行錯誤させてもらいながら，いつの間にか成長させてもらってきたのだと思います。残念ながら，人は試練を経て，初めて成長するものなのでしょう。人が成長するのに大切な試練を奪ってはいけません。奪うつもりなどなくても，回避させたいと思うのは私たちの自然な心の傾向です。

　ロジャーズは，意味ある影響を行動に与える本当の学びとは，「自己発見的」「自己獲得的」，つまり，自分で自ら発見し，自分で苦労して獲得したことしか力にならないとも言っています[4]。「教育」とは，もともと本人の潜在的に持っている力を引き出すものだったはずですが，いつの間にか，「教える」という行為で，誰もが持っている「自ら成長する力」を奪ってしまっているのではないでしょうか。人の成長を支援しようとする人，対人支援者は皆，よくよく考えて注意深くならなければならないことだと思います。

人々の相互作用を促し，待つ

　新しいファシリテーター型リーダーは，だからこそ，あえて教えることに慎重になります。引っ張らないし，指示や命令もしません。その代わりに，人が集う場を設定し，課題や問いを提起し，人々が自分たちで話したり考えたりして，解決策や意欲を自ら生み出していく場を用意します。人々の相互作用を促し，待ちます。そこでの思わぬ展開を信頼し，共に驚きを持って眺め，楽しみます。

　ここ十数年，私は，参加や体験や相互作用を大事にする「ワークショップ」と呼ばれる参加体験型の学びと創造の場に魅せられ，さまざまな分野のワークショップに参加したり，自分たちでもいろいろと企画し，ファシリテートしたりしてきました。そこでは，丁寧なステップを設け，次第に心を開いて率直に話し合える安心安全な場を創っていく，丁寧な「場づくり」が基本になります。

　さらに，知性や言葉だけでなく，自然の中での体験や音楽やアート，ボディワークや瞑想など，さまざまなアプローチを駆使して，身体や心や直観も大事にする全人的，ホリスティックな人間の成長に関わってきました。こうした関わりを通じて，非日常だからこそ起こる予期せぬ展開，感動，人々の気づきや成長の瞬間に数多く立ち会わせてもらうことができました。

さまざまな機会をつくり，信頼して任せる

　これらの経験を経て，今，大学の教員として若い人たちの前に立つとき，年長者である教員の役割は，「学生たちにちょっとしたチャレンジの機会をつくり，あとは信頼して任せること」だと感じています。

　そこで，教員の自分が一方的に話すよりも，短く問題提起をした後は，小グループに分かれて互いに話し合う機会を設けたり，自分で調べてまとめ，人の前で発表する機会などをたくさんつくったりしています。親や先生の期待通りに生きてきたり，人目を過度に気にしたり，受動的だった若者たちも，次第に生身のコミュニケーション力を身につけ，異なる価値観や考えを持つ多様な人々と話し合う中で刺激され触発され，対話することの難しさや面白さを，楽しめるように

なってきます。

　少人数のゼミでは，テキストの担当した部分の内容を要約してきて発表するだけではなく，その内容について皆が参加や体験を通して学び合える場をつくるファシリテーター役も課してみたりもします。かなり難易度の高い無茶振りですが，こちらの想定を超えた若者らしい工夫を凝らし，繊細なやりとりの中でお互いに学び合っている姿に，密かに感動することがよくあります。「あー，任せてよかったなあ」と。

自律と主体性を育むために

　社会の変化は加速度的に速くなっています。医療の現場も日進月歩で，さまざまな新しい治療方法や薬やケアの方針が出回っていることでしょう。病院の中の多職種の人々がチームとして関わることだけでなく，家族はもちろん，地域の人々との連携も進めなくてはならないでしょう。患者さんや家族も知識が増えて，さまざまな要望や質問が飛び交い，価値観も多様化して，単純な正解などないのが実情だと思います。

　だからこそ，現場の1人ひとりが，自分で考え，必要に応じて適切な人に相談し，即座に自分で判断し動ける自律性や主体性が求められます。いちいち報告・連絡・相談していては間に合わず，その場でタイミングよく即応できることが必要な時代になっているからです。

　自律し，主体性を持って動ける人材は今，医療の現場だけではなく，企業でも行政でもNPOでも教育界でも，どこででも求められています。今こそ，分野を超えて，人を管理したり，教育や指導をしたりする立場の人々が，ファシリテーターという新しいリーダーシップのスタンスを理解し，それぞれの現場で応用することが，必要になってきているのだと思います。

　ファシリテーション講座には，職業の分野を超えてさまざまな世界からたくさんの人が集まります。会議や研修，人材育成や組織開発の課題はどこの世界でも共通なのです。上司が自分の経験からあれこれ言ったりやったりしてしまうよりも，若い人々が自ら気づき，相互作用の中で知恵を生み，元気も高め，おのずから動いていくことを支援する。そんな支援型のリーダーシップが，どんな分野の

人材育成や組織開発でも重要になっているのです。

集い合い，問い合うことが力

　私がワークショップやファシリテーションと呼ばれる「参加型の場づくり」を大切にし始めた原点は，米国に留学中の 1991 年，湾岸戦争のときに，「この戦争を止めるために，私たちに何ができるのでしょうか？」とジョアンナ・メイシー^{註2}先生にビデオインタビューで尋ねたことにあります。彼女はすかさず「その質問こそが出発点です。問うことほど，力強いことはありません。すぐに答えが出なくても，必ず次の何かにつながります。孤立しないで，集い合い，問い合うことが力です」と返してくれました。

　「集い合い，問い合う」，確かに，私たちは厄介な問題の前に，「どうせ 1 人では何もできない」「所詮大きな流れは変わらないよ」と諦めてしまい，問い合うことすらしない傾向があります。しかし，ちょっと誰かに不満や提案を口にしてみると，そこから少しずつ話が展開していくことは少なくありません。湾岸戦争のときは，そうした集い合い問い合う場から平和を考えるさまざまな活動が次々に展開していきました。

　ただ，「集い合い，問い合うことが力」だとしても，好ましい集い方と好ましくない集い方があると思うのです。例えば，誰か 1 人がずっと説教するように話し続けていたりしたら，多くの人は本当に感じていることなど口にできなくなるでしょう。そうすると，もっともらしい建前の話に終始してしまいかねず，それでは皆の本当の力にならないでしょう。せっかく集まったのに，「これではもったいない！」と感じる場が多いのではないでしょうか。

　そんなとき，率直な質問をするだけでも場が変わることがあります。前向きな提案をすれば，誰かが賛同してくれるかもしれません。誰もが，ファシリテーター型リーダーシップを発揮するチャンスを持っているのです。

註2 アメリカの社会活動家・仏教学者。1929 年生まれ。環境や平和などの分野で「つながりを取り戻すワーク」を展開。主な訳書に『アクティブ・ホープ』(春秋社，2015)がある。

「愛を持って見守る」とは

「愛を持って」の意味を考える

　前節で，「ファシリテーター型リーダーとは，『愛を持って見守る人』のことだ」と書きました。「愛を持って見守る」とは，具体的にどういうことなのか，もう少し詳しく見ていきましょう。

　ファシリテーションを活用していくとき，さまざまなスキルの習得も大切なのですが，実は「人に対する根本的な態度や姿勢」が，場に大きな影響を与えています。ここでは，ファシリテーター型リーダーは，単に「一方的に教える人」ではなく，「愛を持って見守る人」である，という意味を，「愛を持って」と「見守る」の2つに分けて，もう少し紐解いてみたいと思います（図1-2）。

◉教える側より学ぶ側中心

　日本の教育の課題でよく指摘されることの1つは，学習者の「主体性・自主性」がなかなか育たない，ということです。学習者が受け取ったり覚えたりしていくことが多すぎると，なかなか自分自身で問いを立て，探究し，自分自身で納得して身につけていくことは難しくなります。

　前節でも触れましたが，現代カウンセリングの基礎を築いたカール・ロジャーズは，晩年，「教えることと学ぶことについての私見」の中で，「行動に意味ある影響を与える学習とは，自己発見的，自己獲得的な学習だけだ」という結論にたどり着いています[4]。つまり，自分で発見し，自分で獲得したことしか，意味ある影響を行動に与える学びにはならない，というのです。自分自身の人生での学びや，教えてきた人たちのことを思い出しても，大いにうなずける話ではないでしょうか。

図1-2 │「ファシリテーター型リーダー」=「愛を持って見守る人」

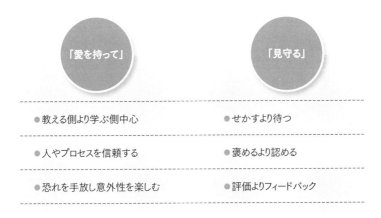

　概して私たち日本の教育者は「教え過ぎ」なのではないでしょうか。知らない
のだから教えてあげなければいけない，と考えてしまうのです。ふと何かの機会
に，教え込まずに，基本だけ伝えて学習者に任せてみると，思っていた以上に
「やるじゃない！」と感じたことはありませんか。あるところまでステップを刻
んで導いたら，あとは無茶振りしてでも本人に苦労してもらった方が，最初は戸
惑うにしても，結果として大きな力になることが多いでしょう。

　自分が学び手だったときのことを思い出してみましょう。教える側の都合では
なく，教わる側がワクワクするような場，学習者が主体的・対話的で深い学びに
つながるアクティブな学びの場を用意したいものです。

◉ 人やプロセスを信頼する

　私たちがつい教え過ぎてしまうのは，学習者を信頼し切れていないからではな
いでしょうか。私は，人は信頼されずに細かく指示される場合より，信頼して任
されたときの方が，粋に感じて自ずと張り切って力を発揮するのではないかと思
うのです。

　ビジネス分野を中心に話題になった書籍『ティール組織』[5] では，これまでの
さまざまな「組織」の歴史を振り返り，「関係性」を豊かにして発展している次世

代型組織を「ティール組織」として展望しています。この進化型の新しい組織に共通する特徴の第一が，「自主運営（セルフ・マネジメント）」です。上から下へ，ピラミッドの権力構造に沿って命令・指示されるよりも，権限委譲して任せてもらった方が，人は生き生きとして楽しそうに夢中になり，結果として幸せに，かつよい仕事をするというわけです。それは今，世界中で分野を超えて元気な組織が証明しています。

　学生を「知らない者」として扱うよりも，無限の可能性を秘めていて，試行錯誤の中で自己発見，自己獲得していく人たちと捉え，そのプロセスを信頼してみたいものです。なぜなら，私たちこそ，知らないことばかりなのですから。

◉恐れを手放し，意外性を楽しむ

　簡単に人に任せられないのは，私たちの中にさまざまな「恐れ」があるからでもあるでしょう。例えば，限られた時間内に，教えるべき内容を伝えるには，一気に話さなければ間に合わない，と恐れて詰め込んでしまう。しかし，こちらがたとえ所定の内容を伝えたつもりでも，相手に本当に伝わったと言えるでしょうか。「伝える」と「伝わる」の差は大きく，愕然とすることはありませんか。

　ではどうしたらいいでしょうか。例えば，伝えるべき内容のテキストを，一方的に講義で話す代わりに，4人の小グループで分担して時間内に読むか，宿題で読んできた担当部分の概要をキーワードでまとめて説明し合うワークをしたとします。先生が一気に講義するより確かに時間はかかりますが，対等な学生同士の適度な張り合いも作用して，お互いから学び合う場ができてきます。一度では上手にできない人も，人の振りを見て次には修正していくでしょう。

　任せてみたとき，思いもよらない展開や，脱線と思えるようなことが起きるかもしれません。学習者を統率し，見事にコントロールすることに長けている方は，予想外の展開というものは怖くて楽しめないかもしれません。しかし，今の時代は，これまでの知識や解決策では歯が立たない無数の複雑な問題に取り囲まれ，あらゆる分野で「イノベーション」，変革や刷新が求められています。先の見えない世界を，自らチャレンジして失敗から学び，探究し続けていく若者を育てるためには，教育者の方が未知への恐れを手放し，意外な展開を楽しんで待てるようになる必要があるのではないでしょうか。個性や創造性が大事と言いながら，

実は抑えてしまっているのは教える側の私たちかもしれません。

　ここまでを振り返ると，「愛を持って見守る」の「愛を持って」には，まずは学習者が主体であり中心であるとわきまえること，次に，学習者や試行錯誤のプロセスに信頼を寄せること，そしてコントロールするよりも意外な展開を共に楽しむこと，という姿勢が込められていることが見えてきました。

「見守る」とは

　次に「愛を持って見守る」の後半，「見守る」について考えてみましょう。

⊙ せかすより待つ

　自分の子育てを振り返っても思うことですが，「早くしなさい」とどれだけ子どもに言ってきてしまったことでしょう。社会には「時間」というお約束があるから，子どもの好奇心に任せた寄り道に付き合っていては遅れてしまう。それだけでなく「早く」は，新幹線や高速道路ができて以来，私たちの社会のキーワードになりました。

　ところが，自分自身で感じ，考え，自ら発言できる人を育てるには，「よく聴いて，待つ」ことがとても重要なのです。そんなことは分かっていても，人の発言に足りない部分や，自分が「違う」と思うことや，「それ私も知っている！」など反応したいことには，すぐ条件反射的に口を挟んでしまうことはありませんか。

　子ども時代は皆言いたいことを言っていたのに，ある程度成長すると，他者を気遣う日本の文化の中で，周囲がどう出てくるかを察して，自分だけ飛び出さないようにという気配りが生まれます。これが行きすぎると周りと同じにしなければいけないという同調圧力になり，出る杭は打たれる，という窮屈な世界になってしまいます。だから，意見を求めても，手を上げて率直に話すことがだんだんと減ってしまうのです。しかし，決して考えていないわけではないので，皆，当てられるとそれなりに話します。こうした自分からリスクを取らない控え目な雰囲気の中では，なかなか自主性は育まれません。

　ファシリテーションのコツの 1 つとして，「グループ分け，問いを出したら，

あとは待つ。相互作用の花が咲くから」と話すことがあります。話しやすい2〜4人ぐらいの小グループに分け，適切な問いを順に問いかけたら，しばらく待ってみます。待つことで促せることがあるのです。最初はシーンとしていても，ポツポツとやりとりが始まれば，きっと相互作用から展開が起きて何らかの発見や気づきが生まれてきます。だから，余計な介入や口出しはぐっと控えて，待って見守ることです。「せかすより，待ってみよう」です。

◉ 褒めるより認める

　「やってみせ，言って聞かせて，させてみて，ほめてやらねば，人は動かじ」という名言があります。これは人をできるだけこちらの思った通りに動かそうとするマネジメントの極意のようです。確かに本人がチャレンジしてなんとかうまくいった瞬間，本人が望むときに褒めてあげるのは，とても大事なことで，それが相手の自信につながります。ただ，「褒めれば育つ」とは真実でしょうか。その人なりの成長を促すファシリテーションの立場からは，やみくもに「褒める」ことに少し注意深くありたいと思うのです。

　なぜなら，褒めることで人は上に立ってしまうからです。普通，下位の者が上位の者を「褒める」とは言いません。「褒める」とは，上位者が下位者に対して好ましい結果だと認めてあげることを指します。自分が褒めてほしいときに，タイミングよく褒められればうれしい。これは人の素朴な心の動きでしょう。そして，うれしいともっと褒められたくなるのも，人の常だと思います。その結果として，褒めてくれる人の顔色を見て，褒められるような行動をとってしまうことにもなりかねないのです。

　人と人との関係の中で生きる人間にとって，自分の存在を認められたいと思う「自己承認欲求」は非常に強いものです。ですからある人の言動に対して，「なるほど，そうなんだね」と認めることはとても大切です。「いいね！」くらいもいいでしょう。でも，過度に褒めることは，実は相手をコントロールすることにつながりかねない危険性をはらんでいます。

　ファシリテーターが，参加者の発言にいちいちコメントをつけ，褒めてしまうと，皆がファシリテーターを褒めてくれる先生として上位の存在と思い始め，ファシリテーターと参加者との縦のやりとりになってしまう可能性があります。

それでは，皆が横の対等な立場で学び合う場を支える役としては失敗なのです。そうではなくて，それぞれのありのままの姿や，言葉になっていない思いをそのまま受け止めようととする態度がとても大切です。やみくもに「褒める」より，ありのままを「認める」姿勢を大切にしたいものです。

◉ 評価よりフィードバック

　日本の教育の場では評価が付き物なので，教える側は学習者をつい評価の視点で，尺度に当てはめて判断する習慣が強いかもしれません。

　一方，ファシリテーションでは，人をジャッジ（判断・評価）するよりも，感じたことを率直に伝えてお返しする「フィードバック」を大事にします。フィードバックとはもともと，健やかに生き続けられるよう，暑くなったら汗をかくなどの生体を維持する機能や，制御工学において出力された結果を入力側に戻して出力をコントロールするシステムなどに対して使われてきた言葉です。

　人は自分のことはなかなか客観的に見られないものです。自分自身のものの見方が基準になっていて「自分の常識，人の非常識」と言われたりもします。自分の言動が人にどう見られ受け止められるかも，物理的に外からは見ることができません。つまり自分ではどうしても見えない「盲点」があるわけです。それは，人から指摘してもらわないと分かりません。言ってもらえて初めて気づき，未知だった世界を少し広げることができます。

　「フィード（feed）」には「餌を与える」「栄養を与える」という意味もありますから，「フィードバック（feed back）」は「栄養を与え合う」と解釈することもできます。お互いの成長のために，丁寧に感じたことをお返しし合いたいものです。いきなり駄目なところから指摘すると反感を持ったり傷ついたりしかねないので，よいところを認めてから，もう少し改善できそうなところも，率直に丁寧に伝えるといいでしょう。

　参加者同士だけでなく，ファシリテーター自身が参加者からフィードバックしてもらうことも大切にします。私は，授業の最後に，学生に「今日の気づき，発見，学び，を率直に書いてください。そして提案があれば提案も」と伝えるようにしていて，そのための用紙を「フィードバックシート」と呼んでいます。褒めることも評価であり，上下を固定することにつながります。それに対して率直な

フィードバックは，自由に言い合える関係性を築こうとするものです。ファシリテーション力を高めるには，教える側も学習者を評価するのではなく，フィードバックする気持ちで返していくのがよいのです。

ファシリテーター型リーダーシップを発揮しよう

　ここまで，「愛を持って見守る人」とはどのようなありようなのかを考えてきました。私は，大学でこうした姿勢で参加型授業を試みてきました。これまでに学生から聞かれた声を基に，学習者にとっての参加型授業の意義をまとめてみると，「楽しい」「世界が広がる」「コミュニケーション力が上がる」「自分も何かやりたくなる（主体性が育まれる）」の４つに集約されます。

　この結果は，主体性や学習意欲がなかなか育まれないという日本の教育の課題を見事にクリアしてくれます。学びとは本来「楽しい」ものだったはずです。知らないこと，未知の世界をワクワクしながら探究していく，それが自発性や意欲を自然に育てるからです。

　さまざまな問題が起こり続ける中で，自分自身を大切にしながら人や社会にも貢献できる人，自らの人生を生き生きと豊かなものにしながら他者や世界も生き生きと豊かなものにできる人，そんな若者を育むには，ファシリテーター型のリーダーシップを発揮して，「教える」より「学び合う」場をつくることが役に立つのです。

人材開発・組織開発とファシリテーション

組織開発とファシリテーション

　私がファシリテーションやワークショップに出会ったのは，1989年から米国カリフォルニア州のサンフランシスコにあるCIIS（California Institute of Integral Studies：カリフォルニア統合学研究所）という大学院の組織開発・変革（Organizational Development and Transformation: ODT）学科に留学したときでした。

　1982年に大学を出て，広告会社の博報堂に入社し，大阪と東京で営業職として7年ほど働いていたのですが，思うところがあって休職して留学しました。その頃「組織開発」（Organizational Development）という言葉も，「組織変革」（Organizational Transformation）という言葉も，まだ日本では聞き慣れませんでした。CIISとは何を学ぶところなのかよく分からないまま，大学時代に経験したインドなどでの精神世界の旅と，7年間の企業での営業職の体験を統合できるのではないか，という期待で飛び込みました。

　留学を考え始めた頃，サンフランシスコのCIISまで視察に行きました。受付で「ちょうどODT学科の授業をやっているから覗いて行ったらいい」と言われて，教室におそるおそる入ってみました。すると，20人ぐらいの人々が輪になって床に座って話し合っています。大学や大学院の教室といえば，黒板を背に先生が話し，ずらっと並んだ机に学生が座ってノートをとっているというイメージだったので，丸くなって床にクッションを敷いて，思い思いの格好で座っている光景には，本当に驚きました。

　部屋の隅っこでしばらく様子を見ようと思っていたのに，輪の中に入ってと勧められ，ドキドキしながら英語が飛び交う輪の中に入りました。どうやら，学生

があちこちの組織にインターンに行って，何らかの組織開発に関わる実践をしてきたことを報告し，先生や同僚が質問や助言をし合っている場のようでした。なんだかとてもいい雰囲気だったので，「ここで学びたい！」という思いが一気に募り，本当に留学することになり，そこから人生が変わったのでした。

「輪になって座り，語り合う」というスタイルは，ODT 学科に留学して学び修士論文をまとめて以来 30 年間，さまざまなワークショップやファシリテーション講座を実践してきた私の活動の原点です。輪になって皆が中心から同じ距離で座り，対等な関係の中で，話す人は本当に話したいことを心の底から話し，その他の人は話す人をさえぎることなく全身全霊でよく聴き，その相互作用の中でおのずとさまざまな学びや発見や創造が生まれ始める場を創るのです。

この ODT 学科で，チームを育てるチームビルディングなどに使われる手法として「ファシリテーション」という言葉を初めて聞きました。参加体験型のワークショップを巧みに進行する役が「ファシリテーター」と呼ばれることも知りました。

人と人との関係をうまく取り持ち，「関係の質」を高めることで，単なる集団が創造的なチームとして育ち，より大きな組織にも好ましい影響を与えていく。個人のスキルや意欲を高めて人を育成しようとする人材開発と，個人と個人の複雑な関係性が織りなす集団の力を最大限に引き出そうとする組織開発は，ひとつらなりなのです。組織の中では個人が個人としてあるだけでなく，人と人との関係性の中で存在しているのだから，個人が成長することと組織が生き生きとしたものに活性化することは別物ではない。人材開発と組織開発は重なっていて，その両者に有効に働くのがファシリテーションなのだと学びました。

問題ではなく「最高の瞬間」に焦点を当てる

大学院に留学して組織開発・変革について学んでいた頃，「アプリシエイティブ・インクワイアリー（Appreciative Inquiry：以下，AI）」という問いかけの新しい手法についても学びました。"appreciate" という語は，「感謝する」と訳されますが，それだけにとどまらず，「正しく理解し，よさや価値を認め，ありがたく思う」という深い含蓄があります。

組織がうまくいっていないときに，「問題は何でしょうか？」と顕在化している「問題」だけに焦点を当てて原因を問うていく，従来の問題解決型のアプローチでは，どうしても悪者探しになってギクシャクしたり，言い訳が飛び交ったり，雰囲気が悪くなりがちです。

　そうではなく，個人や組織の「最高の瞬間」や「満ち足りたとき」について問い，そこへの道筋を探求していくポジティブな問いかけの方法がAIという手法なのです。私の理解では，都合のよいものだけを見ようとする単なるポジティブ・アプローチではなく，人間の身体や心が生き生きと躍動する瞬間，いのちの力（life force）が発動する瞬間に焦点を当て，1人ひとりの内発的な動機や内側からの活性化を引き出すアプローチがAIです。AIは医療現場も含めたさまざまな組織に応用できるアプローチだと考えます。

　留学中に，ある先生のAIに関するワークショップに参加し，「自分が深く満ち足りたとき」を丁寧に思い出す，まさにアプリシエイティブな体験をしました。

　私は，大学時代にかなり登山をしていました。社会人になって数年後，女性の初心者が多いグループを北アルプスの本格的な登山に連れて行きました。初日の長い登り道で暑い中，皆バテてしまい，予定の行程をなかなかこなせず，皆で励まし合い苦労した末に，夕方遅くになってようやく稜線に飛び出すことができました。そこには雲海の上に浮かぶ天上界の山々の夕景と，気持ちよいそよ風が待っていました。苦労を一瞬にして吹き飛ばすこの山上の風景を「うわ〜」と皆で感動しながら眺めたのです。

　ワークショップでこのときのことを思い出しました。自分が案内役として人々を導き，皆が苦労の末に貴重な体験を得て深く喜んでくれる。そのことこそが，深く満ち足りる体験になっていたことを確認したのです。これは，その後，私が天職としてワークショップのファシリテーターを始める動機となるほどの大きな体験となりました。

「ディヴェロプメント」をめぐって

　ところで，人材開発や組織開発の領域で，「開発」と訳されている「ディヴェロプメント（development）」とは，なかなか厄介な言葉です。人材や組織の開

発というとよい印象を持ちがちですが，ダムやリゾートなど土地の開発においては，自然を人為的に改変し壊してしまうニュアンスが強い言葉です。また，「開発」だけでなく，「成長」とか「発展」と訳されたりもします。今は「持続可能な開発」という訳が定着した「サステイナブル・ディヴェロプメント（sustainable development）」も，当初は「持続可能な成長」や「発展」の訳もあり，論議を呼びました。

　この言葉について，政治学者のダグラス・ラミス氏が，あるシンポジウムで大変興味深いことを教えてくれました。「ディヴェロプ（develop）」とは，「包む」という意味の「エンヴェロプ（envelop）」の反対語で，元々は「ほどく」とか「解く」という意味だったのだそうです。「つぼみが花開く」とか「子どもが大人になる」というように，潜在していた可能性がおのずと現れてくる様子を表現していて，元々は自動詞でした。

　それが第二次世界大戦後，米国のトルーマン大統領が，未開発の国々を「アンダーディヴェロプな国々」と呼び，国策として「ディヴェロプする（発展させる，開発する）」と他動詞で使い始めたのです。しかも各地の独自な文化よりも米国流の資本主義，市場経済至上の価値観で。これを契機に「ディヴェロプ」は，元々の「可能性が花開く」という自動詞から，他動詞に変質し厄介な言葉になってしまったのだ，と聞いて，そういう経緯があったのかと深く合点しました。

　いずれにせよ，本来内包されていた可能性がおのずから開花していく様子を表していたという「ディヴェロプ」，元々自動詞だったこの言葉の意味を大切に，人と組織の可能性を引き出し，おのずと大きく花開くように促していくためにファシリテーションを活用していきたいものです。

対話型組織開発の時代へ

　人は本来怠け者なのでしっかり管理しないとだらけてしまう，と思うのか，人は本来成長を目指すものなので信頼して任せた方がうまくいく，と思うのか。この人間観の違いは，組織のマネジメントや組織開発に大きな違いを生み出します。

　自己実現の欲求を強調した心理学者アブラハム・マズローの影響を受け，経営学に応用したダグラス・マクレガーは，1950年頃，「X理論／Y理論」を唱えた

そうです。X理論は「人は本来怠け者で仕事をしたがらないために，強制や命令は必要である」というもので，Y理論は「人は適切な条件のもとでは主体的かつ創造的に仕事をする」という人間観です。この話はのちに，X理論の人間観に基づく伝統的な管理法では，給与，人間関係，作業条件など不満の要因は抑えられるものの，満足を与える仕事の達成，承認，仕事自体，昇進などの動機づけ要因が高まらないこと，Y理論の人間観によるマネジメントを通して動機づけ要因が高まること，などの研究に引き継がれていきました。

　愛を持って見守り，すぐに指示するよりも待つことを目指し，おのずから花咲くことを支援するリーダーシップ，ファシリテーションによる人材・組織開発の流れは，明らかにY理論の延長線上にあると言ってよいでしょう。

　「組織開発」の流れは，日本では1970年代に一度栄えたのですが，その後一時廃れ，最近になってまた脚光を浴びるようになりました。このあたりの経緯や理論的な背景については，中原淳氏と中村和彦氏による秀れた共著書『組織開発の探究』[6] に詳しく述べられています。同書によると，組織開発を見直す最近の動きの中でインパクトのあったものは，原著が2015年に出版された『対話型組織開発』[7] という著作だそうです。

　そこでは，従来型の組織開発を「診断型組織開発」，新しい取り組みを「対話型組織開発」と分けて整理しています。前者は，最初に何を目指すかについて合意し，データを収集・分析して関係者にフィードバックし，それをきっかけに対話を行い，課題を共有してアクションを計画する，という伝統的な進め方を指します。

　後者は，診断のフェイズがなく，まず対話の場をデザインするコアチームをつくって対話の場を計画し，関係者が一堂に会して対話が行われ，現状について語り合うことで見える化し，共通に目指す未来を合意して，行動計画をつくっていく，というものです。そういう対話型の組織開発には，先のアプリシエイティブ・インクワイアリー（AI）や，ワールド・カフェ，オープン・スペース・テクノロジー（OST）など最近日本でも広がってきた動きなどが入ります。

　対話型組織開発では，現実は客観的な調査によって捉えられるわけではないという前提があり，対話を通してお互いが話す言葉や意味づけの仕方が変わることが，組織の変化だと捉えています。例えば「仕事はつらい」と語られている会話

が，「仕事は大変なこともあるけれど充実している」と語られるようになる変化こそが，組織の変化だということです。

　環境の変化が激しく，よく管理された計画的な変革では適応が難しい現代にあっては，対話を通して創発が起こり続ける継続的・循環的な変革が求められているのです。人々が率直に本音で話し合える安心安全な場づくり，そのためのファシリテーションは，これからの人材開発や組織開発にますます求められていくでしょう。

引用・参考文献

1 中野民夫：ファシリテーション革命　参加型の場づくりの技法．岩波書店，122，2003．

2 川嶋直，中野民夫：えんたくん革命―1枚のダンボールがファシリテーションと対話と世界を変える．みくに出版，2017．

3 中野民夫：ファシリテーター型リーダー ―人々の相互作用を促し，自律や創造を育む支援型のリーダーシップ．看護管理，24（1），10-13，2014．

4 C.R.ロジャーズ著，諸富祥彦，末武康弘，保坂亨共訳：ロジャーズが語る自己実現の道．岩崎学術出版社，242-246，2005．

5 フレデリック・ラルー著，鈴木立哉訳，嘉村賢州解説：ティール組織―マネジメントの常識を覆す次世代型組織の出現．英治出版，2018．

6 中原淳，中村和彦著：組織開発の探究―理論に学び，実践に活かす．ダイヤモンド社，2018．

7 ジャルヴァース・R・ブッシュ，ロバート・J・マーシャク著，中村和彦訳：対話型組織開発―その理論的系譜と実践．英治出版，2018．

第 2 章

看護現場とファシリテーション

浦山絵里

看護管理者と
ファシリテーション

求められるファシリテーター型リーダー

　医療を取り巻く環境や仕組みは大きく変化し続けています。現場では，次から次へと発生する新たな課題に向かって，息つく間もない現状があります。

　そのような中，臨床には，看護師長会，多職種カンファレンス，病棟カンファレンス，チーム会議，目標管理面接など，多種多様な「対話の場」が存在しています。こうした対話の場で看護管理者は，チームをリードしなければならないとか，スタッフに正解を教えなくてはならないなどと考え過ぎてはいないでしょうか。もちろんトップダウン型のマネジメントが求められる局面もありますが，特に日常臨床においてはスタッフや同僚の力を信じながら，フラットに物事を進めたり，患者や家族にもチームメンバーに加わってもらったりしながら，マネジメントを進めていくことが必要ではないでしょうか。

　「学び合い，育ち合う」場では一方的に何かを教え込むのではなく，双方向に意見を交換することで1人ひとりが自律して考え，互いの力を引き出し合い，これまでの体験から知恵を出し合う「プロセス」が重要です。学び合いによって，個人も組織も自律して成長し続けることができるでしょう。

　厳しい環境の中でも，対話に基づくマネジメントを通じて，個々のスタッフの特性や強みを伸ばし活かすことで，管理職もスタッフもその人らしく生き生きと毎日を過ごせるはずです。しかし，残念なことに，最近の看護現場では多忙さゆえに，こうした視点が希薄になっています。

　私はこのような場に，ファシリテーションという「集団の力を最大限に伸ばせる方法」が有効だと考えています。医療に関わるさまざまな人々が，個々の価値観や専門知識をすり合わせて双方向のコミュニケーションの場をつくること。そ

れこそがよりよいケアや業務遂行，何よりもスタッフの働きがいにつながるのではないかと，これまでの体験から感じているからです。

　組織全体にファシリテーションを導入するというと，時間がかかると思われるかもしれませんが，話し合いのルールが明確に共有できるので，慣れれば効率的に会議を進められるようになります。関係性のもつれや葛藤や対立のファシリテーションもチームで扱えるようになってきます。特に，チームにおける関係性の改善を目指す場合は，別の部門や少し関係性の離れた人にファシリテーションを頼めるような仕組みができると，無用な対立を避けながら，1人ひとりがしっかりと思考し率直に意見が言い合えるような対話の場が実現するでしょう。

　また，こうした人と人の相互作用を組み立て，組織の関係性を調整し，個人の持っている小さな声も大切にした関わりを実践するタイプのリーダーを「ファシリテーター型リーダー」と呼びます。これは価値観が多様化する現在において有効なリーダーシップのありかたです。ファシリテーター型リーダーのありかたについては，第1章も参照してください。

⦿ ファシリテーションによって起こる変化

　ファシリテーター（facilitator）は場の進行役とも呼ばれ，その役割は先生でも指導者でもなく，「"参加型の場"をつくる支援者・推進者」です。話し合いや学び合いのプロセスを組み立て，推進していく役割を担います。話される内容や完成物をあらかじめ決定してそこに向かって誘導するのではなく，参加型のプロセスをつくっていく役割です。触媒として，対話の場に化学反応を起こす人なのです。

　第3章の図 3-2（▶P060）に議論や企画立案の基本的なプロセス・流れが示されています。このプロセスはグループでの議論や企画立案の打ち合わせから個人での創造的な作業まで，かなり普遍的に共通するものです[1]。対話の場に関わるとき，まずはこのプロセスを意識してみるとよいでしょう。

　また，ファシリテーションによって起こる変化は，対話の場への「主体的な参加」と参加者が生み出す「相互作用」です。個人レベルでは，場で話されている話題やテーマなどが他人事ではなくなり，自分事に変換できるようになることが大きな作用です。ファシリテーターは対話が，そのようなプロセスになるように

支援します。

　そこで起こる相互作用は気づきや違和感を生み，それがその後の思考や行動の変化につながっていきます。そして対話の場で生み出された納得感のある自己選択，自己決定は，たとえ結果が思うようにいかなくても，投げ出さずにふりかえり，ふりかえる中で気づく，というプロセスに向かわせます。これが，自律的な学習のサイクルをつくるのです。

　また，ファシリテーションは，グループやチームのグループダイナミクスにも作用します。「ふりかえり→気づく」までのサイクルは，自律的な組織やグループの形成にもつながります。ふりかえりを通じて気づける看護チームのメンバーは，場の変化に対応しながら思考できるので，状況に応じたタイムリーな行動ができるようになります。

心の体力を育む看護管理者

　ファシリテーターのちょんせいこ氏は，身体に体力があるように，心にも「心の体力」があると言います [2]。自ら選択することや決定することは，平等に保障されるべき権利であり，他者からそれを奪われると，心の体力が落ち込んで，結果的に自己効力感の低下につながると言うのです。

　看護管理者が大切にしたいのは，スタッフが自分で選択して決められる場をつくり，実際に行動できるよう支援すること。そして取り組みの終了後にはふりかえり（リフレクション）の場を持ち，エンパワーしていくこと。看護管理者だからこそ，自己選択という「余白」を提供し，スタッフの心の体力を引き出して強化することができるのです。これこそが人材育成であり，新しい組織や看護を生み出すことにつながるものと考えます。

　特にスタッフの疲弊が語られる今の看護現場では，安全で安心な対話の場が必要です。現場で "語り場" を開くと，不満や愚痴を皮切りに，本当はこういうケアを提供したいという願いや，そもそもなぜこの仕事を選んだのかという思い，そしてこれまでに重ねてきた経験の中で大切にしていることなどが語られることがよくあります。

　こうした誰かが話を聞いてくれる経験は，話し手の喜びにつながるとともに，

思考を深め，まとめ，自分の価値を見つける瞬間になります。ほんの小さな出来事と感じていたことでも，聞き手（ファシリテーター）が投げかける良質な問いによって，その出来事につながるプロセスが紐解かれ，経験から学ぶことができるのです。そして，深めた事実の中から新しい課題を自分自身で見つけていけるでしょう。

ファシリテーションを看護マネジメントに活用する

　では，看護管理者はどのような場でファシリテーションを活かすことができるのでしょうか。

　まず，組織運営や改革を推進する際に活用ができます。参加型の会議やワークショップを開催して，新しいケアのアイデアを出す，スタッフと共に病棟目標を考えるなど，チームのアイデアを取り入れながら新しい業務を発想し，それを推進するための話し合いに活用できるでしょう。ワーク・ライフ・バランスの推進や新しい勤務形態を導入するに当たって，事前にスタッフの要望を聞いたり，コンセンサスづくりをする場などにもファシリテーションスキルは有効でしょう。

　また，ファシリテーションはコミュニケーションスキルですから，人間関係の改善にも貢献します。チーム内のちょっとしたすれ違いは，時に仕事に大きく影響することもあります。そのようなときに対話の場をつくり，何が起きているのかを共に考えることは，新しい関係性の構築につながりします。

　ファシリテーションでは，対話や思考を深めるプロセスを大切にします。これは個人の思考を深めるプロセスでも活用することができます。例えば，病棟管理計画立案の際に，自分自身のために活用することも可能です。

　このように，ファシリテーションを活用できる場面は，至るところにあります。特に主体性を引き出す人材育成の視点では，あらゆる場面で活用が可能です。看護管理者の持つ権限をうまく活用しながら対話的に関われば，スタッフに自己選択・自己決定の機会を提供することができるのです。

ケアの現場での活用

　ファシリテーションは，ケアの現場で用いることも可能です。患者に寄り添い，自己決定を支えたいと願う看護職は多いと思います。真の意味での支援者，つなぎ手になるためにも，ファシリテーションが大いに役に立ちます。

　自分たちが今後どう生きていきたいかを，当事者である患者・家族が自覚し，今後の治療や療養の場などを自ら決めていくために，私たちは関わっていきます。言うまでもなく，その答えは医療者の中ではなく，患者にあるからです。専門職としての知識を伝えたり，スキルを発揮したりすることに加えて，患者が自ら人生を選択するために，患者と対話を重ねて考えを深めることの支援も看護であり，こうした場でファシリテーションが頼りになります。

　また，カンファレンスの場で用いることも可能です。チーム医療の中でジレンマに陥ることも多い看護師ですが，ファシリテーションスキルを使って，お互いの意見を聞き合う場を持つことで，たとえ100％思った通りの結果でなくても，双方にそれなりの納得感をつくることができるでしょう。こうしたよりよい医療チームをつくることにもファシリテーションは貢献するのです。

看護部門の組織開発とファシリテーション

　私のこれまでの経験から，ファシリテーションや，その効果としての対話的な組織文化を看護部門全体に広げるためには，3〜5年で達成することを目標に計画していくことが必要だと思います。組織文化を変える方法に近道はなく，目の前の小さなことから始めていきましょう。

5年にわたるA病院の取り組みから

　複数のグループ病院を擁する病院全体にファシリテーション的思考を導入し，5年がかりで組織開発に取り組んだA病院の事例を紹介します[3]。

　A病院では多くの離職者が発生して，深刻な人材不足に陥り，残っているスタッフは疲弊し，モチベーションが低下している状況にありました。そのような中，新任のB看護部長は，スタッフのつながりの強化，特に中間管理者のネットワーキングを進め，対話型の組織をつくることで看護部を再生したいと考えていました。

　そこで人材育成計画や人事考課制度の再編に加え，異なる経験知を持つ看護師が語り合うことで育ち合える場づくりを目指し，ファシリテーションとワークショップ・デザインの研修を実施することになり，私が外部講師として関わりました。

　1年目に行った看護師長を対象とした半日研修を皮切りに，2年目以降は看護師長，主任，主査，上級管理職，新入職者と，研修の対象をどんどん広げていきました。

　4年目には，主任たちが研修で学んだファシリテーションを新人教育，学生指導，看護研究，カンファレンス，業務改善といった実際の業務に活かす活動を，年間を通じて実施しました。5年目には新入職者向けに，組織のミッションを共

有するためのワークショップが企画され，ここでもファシリテーションが活躍しました。

対話的な組織づくりは，組織開発のプロセス

　A病院の5年がかりのプロジェクトの成果をまとめた分厚い報告書が送られてきたとき，研修が日々の実践に結びついたことを知り，うれしく思いました。

　企画者であるB看護部長と私は，学習する組織をどうやってつくればよいかについて，継続的に学び合いをしました。まず最初に「こうありたい」という大きなイメージを描き，そのために解決すべき課題を考えながら，ありたい姿，つまり対話的な組織，学習する組織にどう向かっていくのかについて話し合いました。

　そして，A病院では管理職と監督職が同じ研修を受け，学習した内容を相互に実践できる場づくりやプロセスを看護部長が支援するスタイルで，組織開発を図っていくことになりました。最終的には病院のほとんどの看護職がファシリテーションについて学ぶ機会を持つことができたので，その後，何か新しいことを実践するときでも，説明や理解が早かったと聞いています。

　何より，何か考え合ったり学び合ったりすることが日常的になり，そういうときに誰からともなく記録用のホワイトボードなどが用意されて対話のプロセスを書き出して可視化したり，対話が促進されるようないすの配置にサッと変更したりすることが当たり前になったそうです。このように，ファシリテーションが日常的になり，自然に誰もが対話できる場がつくられたのです。このプロセスこそが，対話的な組織への変革なのです。

　対話的な組織づくりは組織開発のプロセスですから，ある程度の時間を要しますが，例えば病棟であれば，看護師長が日常の中で継続的かつ意識的に対話の場をつくっていくことで，実現するものなのです。

　研修や，その学びの実践を通じて，ファシリテーションを組織に定着させるためのアプローチは，組織の状況や環境によって異なります。スキルを学習すればできるようになるわけではありません。対話的な組織をつくるためには，そうした組織づくりにつながる「思い」や「願い」を明確にし，スタッフ皆で共有す

ることが前提になります。

　ファシリテーションのスキルは，単なるコミュニケーションスキルでしかありません。コミュニケーターである看護職にとっては，それぞれのスキルはそれほど目新しいものではないはずです。

　でも，だからこそ，意識的に計画的に，そして綿密に対話の場をデザインしてください。その場で起こっていることを大事にし，必要だと思えばそれまでの計画を捨てて，その場にいるメンバーの創意を拾い上げていくためにファシリテーションを使うことで，全員参加型の組織づくり，自律したスタッフ育成がかなえられるはずです。

看護部門の人材育成と
ファシリテーション

自律したスタッフの育成に向けて

　チーム医療の必要性が強調される中で，看護部門では「自律したスタッフ」の育成が課題となっています。多くのマネジャーは「自分で考えることができる」「自分で解決策を選択できる」「相互に支援し合える」といった意味で「自律したスタッフ」という言葉を使っているようです。

　私は，そうした人材を育てるために，対話を重視した組織を目指していくべきだと思います（図2-1）。私が長年の経験から対話を重視した組織が持つ要素とは，❶組織の中に安全で安心できる対話の場がある，❷新しい挑戦に伴う小さな失敗を歓迎する風土がある，❸挑戦を支援する仲間がいる，の3点だと考えます。これによって❶自律したスタッフが育まれ，❷変化を恐れない組織文化が醸成さ

図2-1　対話型組織の要素と成果

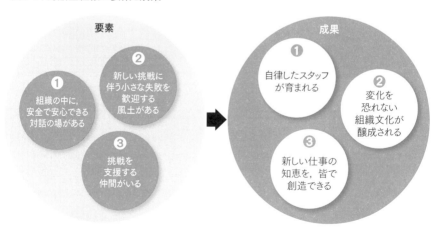

れ，❸新しい仕事の知恵を，皆で創造できる「学び合い，育ち合う」場が成立するのです。こうした自律した風土をつくるための方法としてファシリテーションスキルが活躍します。

今，教育界で提唱されているのは，「主体的・対話的で深い学び」，いわゆるアクティブ・ラーニングです。「学習者中心の教育」「学習者による主体的学習」が重要であることは，人材育成に携わる誰もが認めるところです。これは看護現場で経験から学べる自律した看護師を育てるときにも当てはまるコンセプトだと思います。

教育学者の苅宿俊文氏は学びの形態を「3つの学習観」として整理しています。その3つとは，「できる（行動主義的学習観）」「分かる（認知主義的学習観）」「分かち合う（社会構成主義的学習観）」だと言います[4]。

「できる」ための学びとは，例えば漢字や九九のように繰り返して覚える学習形態を指します。私たちが学生時代に習得したシーツ交換技術もこれに該当します。続いて「分かる」ための学びとは，なぜそうなるのかが理解でき，説明できることが学習のゴールになります。新しい技術や理論を理解しようと，学会に行ったり，本や雑誌を読んだりします。

以上2つの学び方の特徴は，個人レベルで行われるものということになります。

「学び合い，育ち合う」看護現場をつくる

前述した「学び合い，育ち合う」場の基盤になるのは，3つ目の「分かち合う」学び方になります。これはグループで行われます。前述した社会構成主義的学習観では，学習を「個人の営み」ではなく，「社会的な営み」として捉えます。環境や他者との相互作用の中で生まれる能動的な営みこそが学習（学び合い）だと位置づけているのです。

看護現場での「学び合い，育ち合い」は，互いの小さな声を交わすようなところから始まります。臨床では科学的な判断や選択も必要になりますが，それと同じくらい大切なのは，1人ひとりの気づきや学びを共有し合うことです。これにより，新たな気づきや新しいアイデアなどが互いの中に生まれることが重要です。

それは経験年数や生活年齢，職位や役割によって一方的にもたらされるもので

はなく，誰か 1 人がゴールを決めてそこに恣意的に物事を進めていくものでもなく，メンバー間に起こる気づきをまるごと共有し，大切にすることで実現します。日々の何気ない対話から構造化されたカンファレンスまで，自分の声や相手の声をリスペクトして聞き合うこと，それが看護現場での「学び合い，育ち合い」なのです。

　つまり，看護現場で学び合いの場をつくるときに大切にしたいのは，何を言っても聞き合える関係性を保証することです。「知らない」「分からない」「できない」こと（あるいは人）こそが学びの場には大切であると全てのメンバーが理解している風土があると，その環境が整っていくでしょう。

　また，学び合いの場は意識的につくらなければ生まれません。まずは小さな人数で，話しやすいことをテーマに始めましょう。対話を重ねることで思考が深まる体験ができるような流れを考え，場づくりを始めていきます（なお，学び合いの場づくりには，第 5 章で紹介する「プログラムデザイン」のスキルが重要になります）。

　ただ，初めから対話の場づくりを意識し過ぎなくてもよいのです。例えば，気がかりな様子を感じたスタッフに日常的に声をかけるような「小さな対話」も，学び合う看護現場づくりの第一歩になるでしょう。

　次の機会は，カンファレンスです。日々のカンファレンスにファシリテーションを取り入れ，経験年数にかかわらず情報を共有し合ったり，今の感情や困っていることなどを率直に声に出してみたりして，それを書き出してみましょう。

　これまでと違う方法に対してストレスを感じることもあるでしょう。そういう場合には，機会を見て時々取り入れることをお勧めします。小さな対話や相談の場づくりができるようになれば，ケース・カンファレンスやデス・カンファレンス，多職種や地域での学び合いの場でも実践できるようになっていくでしょう。このように，徐々に場を育むことが看護管理者の仕事なのです。

　学び合いとは，互いの多様な価値観を認め合うことです。患者・家族の多様な価値観に寄り添うことにも，こうした場づくりが寄与するのではないでしょうか。

看護部門における
ファシリテーターの育成

　前節までで述べてきたような，学び合い，育ち合える対話的な組織をつくるためには，集合研修などで戦略的にファシリテーターを育成し，ファシリテーターが体得したスキルを各部門や病棟で日常的に使える場を意識的につくることが重要です。

　実際の研修では，実践的な体験の繰り返しによって，重要な学びや気づきが起こるようなプログラムデザインが重要です。具体的には「知る→考える→実践する→ふりかえる→ブラッシュアップする」という螺旋型の学習プロセスを研修に組み込みます。

　集合研修の後は現場で実践することになりますが，スタッフの育成は，集合研修と現場での実践をつなぐ仕掛けづくりをすることで，その効果が大きく変わります。初回の集合研修の数か月後にフォローアップの研修を組むことで，ファシリテーションを組織全体に広げることが可能になります。集合教育で学んだ事柄を，現場で丁寧に考えて実践できるような支援を考えていきましょう。具体的には，病棟カンファレンスや看護師長会議，部門内研修など，使いやすいところから，スキルを活かせるような仕掛けをつくります。

　特に病棟では，「対話的な病棟文化をつくる」ことを，各看護師長が年間の病棟管理計画に組み込んでみてはどうでしょうか。スタッフが学んだファシリテーションスキルを活用できる場を病棟に日常的につくることで，対話的な組織文化を培うことができるでしょう。

看護部門における役割別研修のヒント

　私には，病院や地域，職能団体など，さまざまな組織からファシリテーション研修の依頼があります。ここからは，対話的な組織づくりや，参加型の対話の場をデ

ザインできる人材育成を目指して私が企画した研修事例から，役割別，経年別，多職種など，学習者のレベル，対話の場のサイズ別に，ファシリテーションを活用したり，ファシリテートできる人材を育成したりするためのヒントを提示します。

　学習者のレベルや，対話の場のサイズ（参加者の人数）別に導入することも可能ですし，全員参加型の「対話的な組織づくり」に向けた変革ツールとしての導入も可能です。各組織における課題や目的に応じた効果的・効率的な導入をお勧めします。

　前節ででも述べたようにファシリテーションは，新人からベテランまで，それぞれの課題，立場に応じて活用できるコミュニケーションスキルですから，研修前に個々の置かれている状況や課題を分析し，ファシリテーションを使ってその課題をどのように改善したいのかを明らかにしておくことが重要です。

看護管理者向けの研修

　対話のスキルとしてファシリテーションを導入しようとする際，病棟など現場が取り入れる場合と，看護部全体などの大きな単位で始める場合があると思います。発信力のある看護管理者が先に学ぶと組織全体に早く浸透するので，まずは看護師長，主任，チームリーダーがファシリテーションを学び，活用することをお勧めします。

　看護管理者を対象に，スタッフ育成や自律型のチームのつくり方をテーマに研修を企画し，その中で「ファシリテーター型リーダーシップ」に関する内容を組み込みます。けん引するタイプのリーダーとは異なるリーダーシップ像や，ファシリテーションスキルを使った対話的なチームづくりを目指す姿勢を伝え，看護部での実践について考えます。

　ファシリテーター型リーダーの行うマネジメントとは，「人と人の相互作用を組み立てる」「個人よりも全体の関係性を重視する立場を取る」ものです。この関係性の構築を促進するコミュニケーションスキルとしてのファシリテーションの使い方やワークショップの用い方についても，重要なポイントとして伝えています。

　また，チームの中でパワーを持つ管理者が陥りがちな対人関係の特徴について

も学習します。管理者が陥りがちな関係性を学ぶことで，組織内で誰に，どのような役割を務めてもらえばよいかといった，ファシリテーションの組織内での活用法を考える上で重要なポイントになります。

それから，対話型のリーダーシップというと「指示・介入」をしてはならないとの誤解を生じる場合があります。そこで看護管理者向けの研修では，チームリーダーからの「よいトップダウン」（スタッフから共感が得られるメッセージの発信）が，スタッフからのよいコミットメントやボトムアップ型の提案を生み出すことも伝えます。そのために，ファシリテーションをはじめティーチング，コーチング，プレゼンテーションなどのコミュニケーションスキルを，場に応じて選択する方法論も知ってもらうことが重要になります。

◉ 研修実施のヒント

研修の一例ですが，チームのコミュニケーションの現状をゲーム的手法を用いて楽しみながら調査し，それを共有した上で，自分の理想のチームのコミュニケーションのありようを描き，他の参加者と共有する方法があります。このとき，"ついうっかり本音を漏らしてしまった"という状況が誘発されやすいようにゲーム的手法を用います。そして，現状とのギャップをグループワークを通じて明らかにし，そのプロセスをファシリテーションスキルのレクチャーと合わせてもう一度ふりかえっていく，というスタイルで進めていきます。他者と語り合うことで現実と理想のギャップを俯瞰することや，内省を行うことができるのです。

チーム内の関係性については，演劇的な手法やアートの手法[註]も取り入れて，客観的に個人やチームを見るワークを入れます。

この研修では，ファシリテーターに必要な「対話の参加者やプロセスを『俯瞰』すること」も学べるよう仕掛けづくりをしています。特にベテランの看護管理者では，長年培ってきた個々のキャラクターや管理手法が染みついていることも多いので，前述した演劇的手法やロールプレイ，アートなど非日常感の高い手

註　演劇的手法とは，ロールプレイに似た手法。例えば，うまくいっていないスタッフと看護管理者自身のやり取りについて説明してもらった後に，相手を立ててロールプレイのように話す。
その後，立場を逆にして，相手の声で自分が日常行っている会話を聞く。自分の発言を他者の声を通じて聞くことで，自らを客観視することができる。

法を用いて学び合う場をつくると，効果的に気づきや発見が生まれるふりかえりができます。

　また，本研修後，研修対象者が実際に現場でワークショップを開催するところまでを，一連の研修企画とする場合もあります。この場合，業務改善や病棟目標をつくるなど，日常業務に直結する内容のワークショップにして，看護師長や主任が主体になって企画します。「ワールド・カフェ」（▶P132）の手法を用いて，大人数で次年度の目標になり得る共通の価値を見つけ出すワークも効果的です。

プリセプター向けの研修

　プリセプター（実地指導者）を対象に，新人看護職員（プリセプティー）と共に学び合うためにファシリテーションスキルを身につけることを目的とした研修です。対象者は臨床経験 2～3 年程度の実践者であるケースが多くなります。

◉ 研修実施のヒント

　まず，ファシリテーションのスキルや方法を伝える前に，講師がファシリテーターを務め，プリセプター自身が安全で安心できる場で対話を持ちます。これを通じて，経験的にファシリテーションの方法や効果を学んでもらうことを意図しています。

　プリセプターを務めることや，プリセプティーに対して抱いている思い，不安，違和感や否定的な感情など，研修対象者が共通に抱えている課題を対話のテーマとして設定し，何でも話せる場を体験してもらいます。

　こうして「安全で安心な語り場」のプロセスを実際に体験してもらった後に，その内容に理論付けるかたちで，ファシリテーションのスキルを学んでいきます。その後，「チームとして学び合う意識を持つこと」「ティーチングとファシリテーションの違い」などを考えてもらうワークを組みます。

　また，初めて指導者という大きな役割を果たすことが期待されるこの世代は，人を育てるに当たって「自分自身が明確な答えを持っていなくてはならない」という気持ちを強く持っている場合が多いので，必ずしもそうではないということを伝えるために，「アドバイスをしない相談の受け方」といった具体的なテーマ

のもとでファシリテーションスキルを練習していきます。

　このような対話のプロセスを通じて，新人看護師や先輩とのコミュニケーションをよくするための糸口を見つけるだけではなく，プリセプターの果たすべき役割が自身の中で明確になったり，同じ役割に共に取り組む仲間を得たりすることが，研修全体の大きなゴールになっていきます。

教育委員・リンクナース向けの研修

　教育委員やリンクナースなど，病棟や看護部内での教育研修を計画する役割にある方を対象にした研修では，参加型研修のつくり方や，ワークショップ的な学び合いの場のデザインと，教育研修担当者（ファシリテーター）としての対応を，まさに「参加型」で学んでいきます。

◉ 研修実施のヒント

　ここでは，研修参加者が担当している教育研修や勉強会など，具体的な課題を持ってきてもらい，実践的に研修を進めるケースが多いです。何のために計画する教育研修かなどについてお互いに聞き合いながら，実際に教育プログラムをつくっていきます。可能であれば，計画した教育研修を実施した後に，同じ仲間でリフレクションの会を開いてブラッシュアップしていくと，より望ましいでしょう。

　単なるスキルや知識の伝達の場に過ぎないと思いこんでいた研修も，どのような学びの場になってほしいかを真剣に考え，計画を立てることで，新しいアイデアを生み出すことにもつながります。

　この研修で作成した教育計画の実践が組織内で担保されていることが前提になります。したがって，この研修の場に，教育担当の副看護部長など教育責任者が同席し，研修参加者と具体的な打ち合わせがその場で持てることも，研修の実効性を高めるための大きな要素になります。

新人看護職員研修，クリニカルラダー別・経年別研修

　新人看護職員研修やクリニカルラダー別・経年別研修にも，ファシリテーション研修を組み込めます。参加型の研修を通して同期とのつながりを深めチームビルディングを行う，という教育的効果に加え，仕事におけるコミュニケーションスキルとして，あるいはチームや個人の思考の整理ツールとして，ファシリテーションを学んでいきます。ラダーに根ざした研修プログラムのつくり方は第5章（▶P166）で解説しています。ラダーレベルに応じて求められる看護師像を具体的な言葉にしておくことが，よりよいプログラムデザインにつながります。

◉ 研修実施のポイント

　こうした研修の場合は，研修担当者（ファシリテーター）は進行役として前に立つだけではなく，「参加者ファシリテーター」になれることを実践的に体験できるようにします。

　特に，参加型研修の経験が少ない参加者が多い場合には，ゲーム的なワークを入れて，参加型研修に慣れてもらうようにすると，進めやすくなります。

　まだ全体を俯瞰する視点を持ちにくい時期なので，全体の関係性や，全体の中での自分の立ち位置の把握が難しい場合も少なくありません。そこで研修の冒頭で，「対話の場における自分の感覚・感性を通して，相手の感覚・感性をより広くイメージできるようになれる」ことを伝えておきます。

　まだ自分もファシリテーターを務められるという意識は持ちにくいので，経験年数が浅くてもチーム活動の中でさまざまな役割が取れることを，体験を通じて認識するプロセスを丁寧につくります。それによって，「主体的に参加する」「自分もプロセスをつくるチームの一員である」ことを実感してもらうのです。

　そして，自己肯定感が低くなっている人も少なくないため，自身を承認しやすくなるようなポジティブなフィードバックを意識します。同時に，皆の意見を尊重しながら，チームとしての思考を深め，お互いをエンパワーメントし合えることを体験的に学んでもらいます。体験した学びを，研修後に業務内で使える機会を用意しておくと，学びを実践しやすくなります。

引用・参考文献

1 中野民夫：ファシリテーション革命—参加型の場づくりの技法．岩波書店，2003．

2 ちょんせいこ：元気になる会議—ホワイトボード・ミーティングのすすめ方．解放出版社，2010．

3 浦山絵里：病院・看護部におけるファシリテーター育成方法—役割別研修のヒント．看護管理，24（1），33-39，2014．

4 苅宿俊文，高木光太郎，佐伯胖編：ワークショップと学び1—まなびを学ぶ．東京大学出版会，76，2012．

5 中野民夫，三田地真実：ファシリテーター行動指南書—意味ある場づくりのために．ナカニシヤ出版，2013．

ファシリテーションのスキル

森 雅浩

ファシリテーションのスキル 3つの基本

ファシリテーションは誰のものか

　会議，ミーティング，打ち合わせ，カンファレンスなど，複数の参加者が集まり何らかの目的を持って話し合う行為には，さまざまな名称があります。看護の現場にも多種多様の話し合いが存在すると思いますが，第3章ではこれらをおしなべて「会議」と称し，その際に有効なファシリテーションのスキルを紹介します。

　また，会議とはやや異なりますが，ワークショップという参加型の場もあります。会議が主に情報の共有，方針の決定などを目的にするのに対し，ワークショップは創作活動や新しい概念の学習なども目的に含み（話し合いをあまり用いない場合もある），より幅の広いものだと言えるでしょう。看護の現場においてのワークショップは主に，人材育成研修の場で使われることが多いと思いますが，これも第3章で紹介するスキルが活きてくる場面です。読者の皆さんは自分の現場に照らし合わせて，自由に読み替えてください。

　では，誰がファシリテーションのスキルを使うのでしょうか。

　持ち回りで進行役が当たったとき？　もちろんそれも重要ですが，進行役に任命されなければファシリテーションのスキルを使ってはいけない，というわけではありません。むしろ会議に参加する全員がファシリテーションを理解しているぐらいが理想的です。

　表立って進行役（ファシリテーター）にならなくても，「会議をよくしたい」「どうせ参加するなら少しでもまともにならないか」「もうちょっと成果を上げたい」と思えば，あなたにはファシリテーターマインドがあると言えます。そのスキルと考え方を理解して，自分なりのやり方で会議やワークショップの場に貢献

してみましょう。この章では，中野民夫が基礎をつくり体系化したファシリテーションのスキルを，Be-Nature School「ファシリテーション講座」などを通じて発展させ，整理してきた内容をお伝えします。

ファシリテーションのスキル──3つの基本

　ファシリテーションのスキルと言えば，言葉巧みにやりとりをするイメージがあるかもしれませんが，実はそうとも限りません。むしろそれ以前のちょっとした仕掛けやコツといったものが重要で，これがずいぶんとコミュニケーションの質に影響を与えます。

　「空間デザイン」「グループサイズ」「板書」の3つは，そうしたスキルの代表的なものです。「空間デザイン」とは，人が集う場所を物理的にどう設定するか，ということ。単純に言ってしまえば，机といすの並べ方です。「グループサイズ」とは，話し合う時の人数のこと。「空間デザイン」と「グループサイズ」の2つはどんな場面においても有効な基本中の基本なので，いつでも意識しておきましょう。「板書」は，ちょっとしたツールが必要になりますが，シンプルで効果的です。眠っているホワイトボードがあれば活用のチャンス。狭い場所では紙1枚とマーカーがあればこと足ります。まずは挑戦してみましょう。

空間デザインを活用する

　あなたはどんな場所で会議やワークショップを行っていますか？　時間に余裕がなく，ナースステーションで立ったまま話し合いを行うことも多いことと思います。ただ，空間的な要素が人に与える心理的な影響は思っている以上に大きいので，あなどってはいけません。

　逆に空間デザインを利用することで，会議の進行に影響を与えることも可能です。例えば経験年数による見えない上下関係をできるだけフラットに近づける，対立を起きにくくして創造的な話し合いを推進する，などの効果が期待できます。

　物理的な制約が多いにしても，会議を始める前にどんな空間を準備する（利用する）かを考えるのはファシリテーターがいちばん初めにしなければいけないこ

とです。

　例えば，会議室を使う場合，机といすの並べ方はいつも同じになってはいないでしょうか？　動かせる机といすならば，目的やねらいに合わせて形を変えて意識的に使いたいものです。また，会議の途中で空間デザインを変えていくことも有効です。会議に動きが生まれて，気分転換にもなりますし，集中力の持続にも役に立ちます。空間デザインを途中で転換するときは，その場にいる全員に協力してもらうのがよいでしょう。早く終わりますし，何より自分が会議に参加しているという気持ちが強まります。

　どんな空間デザインがよいかは，いろいろと試して実感してみることが大切ですが，以下にいくつかの形と特徴を紹介するので，図 3-1 と共に参考にしてください。

◉ スクール型

　誰か 1 人の話を大人数が聞くための形なので，参加者間の相互コミュニケーションは生まれにくいです。ただ，慣れ親しんだこの形が落ち着く人も多いようです。

◉ ロの字型

　会議では当たり前に使っているこの形ですが，ある辺が上座になる，向かい合わせが対立関係になりやすい，など，形自体が持つ影響力も強くなります。

　座る場所と参加者が固定化していることもよくあるので，そんな場合はあえていつもとは違う席に座るようにするだけでも，会議の雰囲気が大きく変わる可能性があります。

　また，真ん中の机のないスペースが距離感を生んでしまうのが，ロの字型の特徴でもあります。あまり大きなロの字型だと難しいですが，小さいロの字型ならば真ん中のスペースを机で埋めてしまうと，不思議なことにつながり感が生まれ，参加者間の意識の距離が縮まります。

◉ 多角形型

　ほんの少しロの字型を動かすだけで，全体に平等なイメージが生まれます。ど

図3-1 会議室の空間デザイン

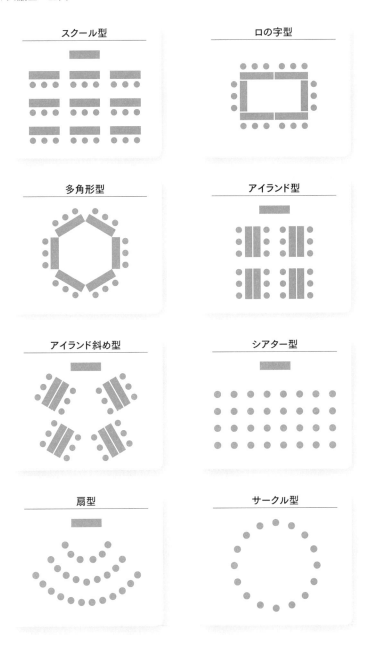

こが上座かなどといった関係が薄まるのが特徴です。国際会議の円卓を連想させる形です。

◉アイランド型

グループ作業（グループワーク）を行うワークショップでよく使われます。テーブル内に意識が集中しますが，ファシリテーターへの注目度は下がります。

◉アイランド斜め型

角度を変えるだけで，各グループが他のグループを意識できるようになるので，全体との関係性が生まれます。「グループ作業への集中」と「全体のつながり」が両立しやすい形です。

◉シアター型

劇場のようにいすのみを並べるのでシアター型と呼びますが，スクール型の机なし版とも言えるでしょう。前に立つ人に意識が向きますが，距離が近くても隣との関係は意外にも希薄になる型です。

◉扇型

少しの変化ですが個と全体との関係を微妙に変えてくれます。周りの人の顔が少しでも見えるだけで，隣の人が同じ場を共有している感覚が起きるので，ある程度の関係性が生まれてきます。

◉サークル型

全員が中心から等距離で，始まりや終わりがないのが特徴。すなわち参加者全員が平等な印象を持ちやすい形です。したがって，円になる場合は正円にできるだけこだわりたいものです。気持ちが引けている参加者は自然と円のラインから1歩下がったところに身を置くことが多いのですが，均等に美しい円を作ることで，意識も均等になっていく効果が期待できます。

円の大小や1人ひとりの間隔によって，参加者間の親密度や圧迫感も変化するので，ちょうどよい大きさも意識しましょう。

このように，同じ空間デザインでも座った位置によって印象が変わりますし，人による好き嫌いもあります。ただし，それぞれの形には上記のように基本的な特徴があるので，その特徴を意識して活用するようにしましょう。

グループサイズを展開する

大勢の前で自分の意見を言うのはだれでも躊躇するものですが，隣の人と2人で話すのはさほど緊張しませんし，知らない人同士でも意外と話が弾むものです。こうした人数による話しやすさの違いを意識的に使うのがグループサイズの展開です。

また，同じ時間を使うにしても，グループサイズによって1人当たりが話せる時間はずいぶんと変わってきます。同じ3分を使うにしても，10人いれば1人あたり18秒ですが2人組なら1分30秒使えます。

ここで10人が話し合う会議の場面を想像してみましょう。よくある「なんとかしたい会議」の姿は，数名の積極的な人のみが意見を言って，他は発言がないまま時間が経ってしまうことです。こんな状況の時は多少時間を伸ばしてみてもたいして状況は変わりません。しかしグループサイズを変えてみると様子が一変します。

まず，いま話し合っているトピックについて，隣同士の2人で自由に意見を交換するようにファシリテーターが提案します。内容にもよりますが1〜2分間でも2人組なのでそれなりに話ができますし，会場全体（の半分）が同時に話をしていることになるので，エネルギー感も高まってきます。次に再び全体に戻って，いま2人組で話された内容を順番に短く発表してもらいます。そうすると，それまで出ていなかったさまざまな意見が全体で共有されたり，新しいアイデアが生まれたり，次の展開につながっていくことが多いものです。2人で話した内容を報告する形にすることで，個人的な意見を述べるプレッシャーからも解放されるので，意見が出やすくなる効果もあります。

上記はグループサイズの展開のほんの一例ですが，話し合う内容によってあらかじめグループサイズを考えておき，タイミングに応じて変えていくことも可能です。

グループサイズは先に述べた空間デザインとも密接に関連するので，この2つはセットにして考えるのがいいでしょう。全体で7〜8人程度の場合も，全員で話す時間，2人組や3人組で話す時間などを組み合わせて会議を進めることで，全員が無理なく話し合いに関われるようになるので，中身の密度が高まってくることが多いのです。

　グループサイズにもそれぞれ特徴があるので，以下にそれを記しておきます。

◉ グループサイズ：1人

　あえて1人になって各自が頭の中を整理したり，考えをまとめたりするために使います。全員が沈黙して内省する数分の時間は，思っている以上に効果があります。

◉ グループサイズ：2人

　2人組での話し合いはコミュニケーションの基本です。雑談のように話すのもいいですし，話す役・聞く役を決めてインタビュー形式で聞き合ってもよいでしょう。じっくりと2人で話し合うことは日常では意外に少ないので，相互理解や考えを深めるいい機会にもなります。

　2人組の相手を何度か変えていくと，短い時間で複数の人と，しかもじっくりと意見交換ができて効率が高まります。

◉ グループサイズ：3〜4人

　3人寄れば文殊の知恵と言いますが，2人組にはない多様性が生まれるところがポイントです。ある程度の多様性を担保しつつ，感想を共有したり，疑問点を明確にする，もしくはグループとしての意見をまとめるなどのときには，グループサイズは3〜4人が最適です。誰かが仕切ったりイニシアチブをとらなくても，ほぼ各自が自由に意見を言えるグループサイズです。

◉ グループサイズ：5〜7人

　5人以上になると，各自が自由に発言しつつかつ全体で内容をきちんと共有することが難しくなってきます。共同で作業をするにしても同じことです。グルー

プ内の誰かがイニシアチブをとらないと，話し合いが混乱する，ストップするなどの事態が生じる可能性が高まります。

グループワークでは長机2つをアイランド型にして6名グループをつくることが多いかもしれませんが，これは単純に机の大きさにグループサイズを合わせただけかもしれません。グループワークは6人でするもの，と思わずに，ねらいに応じて自由に考えるようにしましょう。

◉ グループサイズ：全員

やはり参加者全員で同じ内容を共有することは欠かせません。少なくとも，会議やワークショップの初めと終わりには必要です。ただし，最初から最後までグループ全体のままである必要はありません。テーマや使える時間を見ながら，ねらいに合わせてグループサイズを変更し，展開していくことが大切です。

以上のように，グループサイズにはそれぞれ特徴があります。話し合いが膠着したり，過熱してしまった場合には，柔軟にグループサイズを変えて活路を見いだしましょう。ただし，このグループサイズの変更・展開は，参加者が自発的に行うことはまずありません。ファシリテーターがタイミングを見て，参加者に提案していく必要があります。

「発言を見える化」する板書の基本

人の発言は，どんどん流れていくものです。それを何らかに書き留めて全員に見えるようにすることが大切です。これを「板書」と言います。もともとは学校で教師が授業内容を黒板に大きく書き出すという意味ですが，ファシリテーションにおける板書では，「発言の見える化」が最も重要なポイントになります。何のために見える化をするかと言えば，参加者が同じ内容を共有するためです。

書き出しに使うのはホワイトボードが一般的ですが，壁に紙を貼ってもいいですし，少人数なら机の上にA3などの少し大きめの紙を用意しそれを囲んで使うのもよいでしょう。皆が書かれた文字を認識するためには，鉛筆やボールペンは適さないので，太い水性マーカーなどを使うことをお勧めします（ ▶ P078）。

以下にファシリテーションにおける板書の基本を解説します。

◉ 板書の基本その ❶ : 発言内容をできるだけそのまま書く

板書の基本その❶は、「発言内容をできるだけそのまま書く」ことです。

発言を要約して書くと、なんだかスッキリとした感じがするものですが、知らず知らずに発言した本人の真意とずれてしまったり、書き手の意思が入り込んでしまったりすることも多いものです。そのようなとき、発言者は違和感を感じていてもわざわざ書き手に伝えないのが通常です。それが積み重なると、だんだんと発言が出にくくなってきます。自分の意思や意見を素直に受け止めてもらえないと、人はやる気をなくしてしまうからです。

こんな事態を避けるためにも板書では発言を繰り返しながら書くことが有効です。ファシリテーターが板書をするときは自分で声に出しながら書きます。別に板書係（レコーダー）がいれば板書係はファシリテーターの復唱したことを書いていきます。発言者の発言内容にまとまりがなければ、「もう一度整理して発言してください」と本人に返し、自分の口で整理してもらいます。ファシリテーターが別の言葉に言い換える場合には、必ず本人に了解をとります。こうした生の声を板書していくことを「ライブレコーディング」と呼んでいます。板書には図やイラストを多用する「ファシリテーショングラフィック」という手法もありますが、いちばんの基本はライブレコーディングなので、まずはここから始めましょう。

書くスピードが会話のスピードを制限するので、ライブレコーディングには進行全体を遅くするというデメリットもあります。しかし、「発言そのものを整理する効果」や、「大切な意見が消えてしまわない効果」「議論の展開のよりどころになる効果」があり、デメリットをしのぐものがあります。

また板書は、議事録と違い、発言者と発言内容を紐付けないのが原則です。そのため、「誰の発言か」よりも、「どんな発言か」に意識が向くので、1つひとつの意見を均等に扱う土壌が生まれ、組織の上下関係を乗り越えやすくなります。

◉ 板書の基本その ❷ : 書かれた板書はその場で活用する

後から読む議事録ではないからこそ、板書はその場で活用しないと意味があり

ません。

　書かれた板書を読み返して，それまでの流れを再確認すると，話し合いの芯のようなものが見えてきたり，大事なキーワードが見えてきたりすることが多いものです。

　一方，"書きっぱなし板書"では，せっかくの作業が無駄になります。書かれた板書を見直すには多少の時間は必要ですが，全体として効率が上がるので，書いた以上はその対話の場の中で見直す時間をつくりましょう。板書をよりどころとして今までの論点を整理し，話し合いを次のステップに進めることができるのです。

◉ その他の見える化

　ライブレコーディングとは別に，大事なことを共有するために文字として書き出して，全員がいつでも確認できるようにしておくことも「見える化」として有効です。

　設定したテーマやゴールイメージ，進行次第と時間配分などを，紙に書いて壁に貼ったり，ホワイトボードに書いておいたりするなどして，常に全員の目に止まるようにしておきます。参加者は目に入るたびにそれを意識するので，話が脱線したり，会議が予定の時間をオーバーしたりすることを未然に防ぐことにつながります。

メモと板書の違いとは

　筆者がとある組織（具体的には保育園）に呼ばれ，職員を対象にした「会議の進め方研修」を行ったときのエピソードを紹介します。

　通常その組織では5〜6人でテーブルを囲んで会議をすることが多く，専用の会議スペースはなくホワイトボードもありません。こうした状況で「30分で効率よく結論を出すための会議の進め方」を学ぶのが研修のテーマです。

　基本的なスキルやノウハウをレクチャーした後，実際の話し合い実習を行ったのですが，実習が始まった途端に進行役以外の全員が手帳を広げてメモを取り始めました。目線は全て手帳の上。話しているのは進行役のみで，他の参加者は意

見を言う体制になっていません。

　この状況を見たときに，"この組織で会議がうまく進まない元凶" はこれだと気づき，実習を中断しました。

　改めて参加者には手帳の使用禁止を伝えて，代わりに 1 人だけメモ取り係を決めました。そして手帳の代わりに A4 白紙にマーカーでメモをとること，皆に見えるように太い文字で書くようにすること，を共有して会議を再開。するとメモ取り係以外の目線は上がり，発言も活発化し始めました。

　ある程度話し合いが進んだところで A4 用紙に書かれた事項を全員で再確認し，決まった事項と積み残し事項を整理して共有するように促しました。

　実はこの組織では，人の話を聞くときには必ずメモを取るように，という指導が徹底されていて，会議中も全員が各自メモを取るのが通常になっていたのです。

　ここでの弊害は 2 つあります。まず 1 つは，まさにメモが「見える化」されずに，当然ながら参加者間で共有もされていないこと。全員がメモを取るということは，それぞれが勝手な解釈で記録をしていて，最悪の場合違った結論を書き込んでしまい，ことが進んでしまう可能性があります。

　もう 1 つは会議に参加する意識を削いでしまうこと。メモを取ることに気を取られて意見を出すことに意識が向かず，おのずと受け身になってしまうのです。

　この研修は時間も限られていたので，ファシリテーションの基本スキルのうち，「グループサイズ」(▶P053) と 「オリエンテーションの OARR」(▶P063) を中心に研修を実施したのですが，図らずも割愛した「板書」の重要性が浮き彫りになってしまったわけです。

創造的な話し合いの流れを理解しよう

　映画や小説には観客や読者をストーリーに引き込んでいくためのいろいろな工夫が存在しますが，限られた時間で一定の成果を生み出すためには会議やワークショップも同じこと。誰もが意識を集中し創造性を発揮するための流れを意識して話し合いを進めましょう。

　「創造的な話し合いの流れ」は次の4つのステージから構成されています。ファシリテーターはこの流れを意識し，話し合いの展開をあらかじめ設計しておくとよいでしょう。また，今どのステージにいるかを常に確認しながら進めることで，無用な混乱を避けることができます。

4つのステージ

　以下に「創造的な話し合いの流れ」の4つのステージを1つひとつ解説します。次ページの図 3-2 を参照しながら，読み進めてください。

❶ 共有のステージ

　参加者の意識を合わせ，目的に向かって共に進むためにとても重要な段階です。時間がないからといって「はしょって」しまうと，その後のステージで余計な時間を使うことになりがちです。基本的な情報や用語の意味，目標・ゴール設定，参加者の背景や状況など，話し合いをする上で共有しておくべきことは数多く存在します。

❷ 拡散のステージ

　アイデアを広げ可能性を探る段階。さまざまなネタをここでたくさん出しておかないと，せっかくの話し合いから創造的な成果が生まれません。「話がまとま

らない」「広げすぎると後が大変」といった心配が強いと，このステージがうまく機能しません。その結果，いつもと同じ結論になってしまい，話し合ったこと自体がかえって無駄になってしまいます。そこでこのステージでは，少しぐらいの脱線も含め，おおらかに受け止めていくことが肝要になります。

❸収束のステージ

　現実性や有効性を考慮して，実行に向けてアイデアを絞っていく段階です。この段階に来て「そもそも論」や「不服な態度」を示す参加者は，拡散のステージで十分に自分の意見を言えていない，その前の基本的な情報の共有ができていない，といった場合が多いです。収束はあくまで，その前の共有・拡散があればこそのステージと言えます。

　また，無理に収束させようとするのではなく，自然と収束に向かって行くのが理想的です。なぜなら，強引な収束は，決定事項の不実行につながることが多いからです。

図3-2 | 創造的な話し合いの流れ（4つのステージ）
＊❷から❸のステージに向かう途中で，「クリエイティブ・カオス」が起きることがある

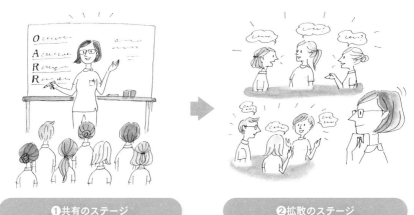

❶共有のステージ

さまざまな情報や目的・ゴール設定などを共有し，参加と相互作用の根底をつくる段階

❷拡散のステージ

自由な発想でアイデアを広げ，多様な可能性を膨らませる段階

中野民夫，森雅浩ほか：ファシリテーション—実践から学ぶスキルとこころ．岩波書店，127，2009.

❹**再び共有のステージ**

　会議やワークショップの結果を共有し日常につなげるための段階です。決まったことや積み残しの確認，次回の日時や，それまでにすべきことや担当者の確定，各参加者の意識の変化や感想などを共有します。時間切れでつい削ってしまいがちですが，話し合いの結果を日常の行動につなげるためにも，必ず最後の共有の時間は確保しましょう。

クリエイティブ・カオス

　❷「拡散のステージ」から❸「収束のステージ」に向かう途中に，話し合いが膠着したり，活路が見いだせずに停滞してしまったりすることがあります。皆が集中しているのに前に進めない，まさに混沌とした状況です。これを，創造的な成果を生み出すにはどうしても避けられない産みの苦しみ，「創造的な成果につながる混沌＝クリエイティブ・カオス（creative chaos）」と呼んでいます。ファ

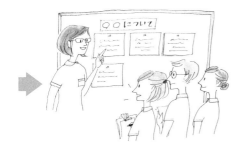

❸収束のステージ

具体的な成果に向かって意見を集約し，まとめていく段階

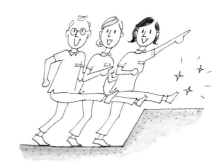

❹再び共有のステージ

これまでの成果を確認し，次に向けてのステップを明確にする段階

シリテーターも参加者もここが踏ん張りどころです。

　逆に話がすんなり進みすぎてしまう時も要注意です。皆が本音を話せていな
かったり，真剣さに欠けていたりすることの表われかもしれません。会議が終
わった後に，「あれはないよね」と陰でこそこそ話すといった"会議の2次会"を
防ぐためにも，クリエイティブ・カオスをあえて求めるぐらいの意識を持ちたい
ものです。

流れの中で使うスキル

　ここでは改めて，前節で紹介した「創造的な話し合いの流れ」の4つのステージ（図3-2）でよく使うファシリテーションのスキルやその考え方を紹介します。スキルによっては他のステージで使えるものもありますので，あまり固定的に捉えないようにお願いしたいと思います。

❶共有のステージ

❶-a オリエンテーションのOARR

　会議やワークショップの初めに，「今回はこんな方向でいきますよ」と伝え，全員で確認するのがオリエンテーションです。30分の会議でも，複数日にわたるワークショップでも，オリエンテーションはとても重要です。オリエンテーションをシャープに分かりやすく，かつ過不足なく実施するために，オリエンテーションの「OARR」を明確にしておくとよいでしょう（図 3-3）。

【Outcome(アウトカム)＝求める成果】

　会議の名称や大まかな議題は設定されていても，実際に何を決めるのか，何を共有するのかは不明確なことが意外に多いものです。対話の場で，「何をもって成果が上がったとするのか」をあらかじめ明確にし，文章にしておくことがアウトカムの設定です。

　必ずしも結論が出なくても，言いたいことを十分に言い合えれば，それでよしの場合もあるでしょうし，具体的な方策とステップが決まらないとだめな場合もあるでしょう。限られた時間と業務全体との兼ね合いを考慮し，「どこまでいくのか」をあらかじめ設定し文章化しておく癖をつけましょう。

図3-3 オリエンテーションのOARR

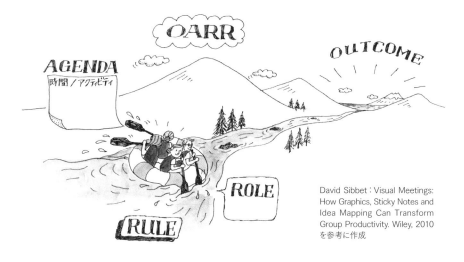

David Sibbet：Visual Meetings:
How Graphics, Sticky Notes and
Idea Mapping Can Transform
Group Productivity. Wiley, 2010
を参考に作成

【Agenda(アジェンダ)＝協議事項・プログラムの流れ】

　話し合うべき項目やおおまかな討議の流れや時間配分をあらかじめ決めておきます。下記に何らかの決定を得たい45分の話し合いのアジェンダを，創造的な話し合いの流れに沿って組み立てた例を示します。

- 情報や現状の共有：10分
- アイデアを広げる（拡散）：10分
- 意見を絞り込む（収束）：12分
- 現場での担当を決め結果を共有する：8分
- 予備：5分

　使える時間が短ければ短いほど，アウトカムとアジェンダの設定が有効です。時間配分を決めておくことは皆の意識をそろえ，集中を促す効果も期待できます。ただし，あらかじめ予測し決めてはおくものの，実際には臨機応変に対応することも重要です。大事なのはアウトカム＝求める成果を得ることで，アジェンダ通りに進めることではないからです。設定通りに進行しないことが予測できたら，

その時点ですぐに状況を参加者と共有し，時間を延長するのか，次回に持ち越すのかなどを確認した上で，今できることに集中するようにしましょう。

【Role（ロール）＝役割】

　会議やワークショップにどんな役割をもって参加しているのかを明確にし，全員で共有します。持ち回りでファシリテーターが回ってくるのであれば「今日のファシリテーターの〇〇です，記録係は□□です」などと改めて確認します。ワークショップでは参加者に求める役割をファシリテーターが提示するのもよいでしょう。例えば「△△の新しい知識を習得し現場に活かしたい人」などというように。

　最もよくないのは，一部の人しか知らない人物（参加者）が，何をしに来たのかが分からない状態で場にいること。例えば，組織の上層部が視察に来ていて途中で帰るという状況があるなら，それもあらかじめ全員に明確にしておきます。

【Rule（ルール）＝決めごと，ルール，参加の心得】

　ルールというほどの厳密さはなくても，こういう気持ちや態度で望んでほしい，ということを明確にしておきます。例えば「人の話はよく聞こう」「体験から，お互いから，楽しんで，学ぼう」などです。携帯電話を切る，録音は禁止などの禁止事項のルールもしっかり伝えておく必要があります。

　この OARR を会議やワークショップのはじめにしっかりと共有しておくだけで，話し合いの質は確実に上がります。OARR は，ボートを漕ぐオールに例えているが，船頭さん（ファシリテーター）だけがオールを持つのではなく，全員がオールを持ってボートを漕ぐことが重要です。

❶-b チェックイン

　ホテルの部屋に入るように，その話し合いに入る意味を込めて，早い段階で参加者全員に簡単な一言を発してもらうことをチェックインと呼んでいます。「はじめまして」の自己紹介にも使えますが，いつも同じ参加者が集まる定例会であれば，「今の体調」「ちょっとした近況」など，本人の事情や現状を共有するのも

よいでしょう。あまり本題に直接関係ないような個人的な事柄の共有が，意外にもその後の話し合いにいい影響を与えることも多いものです。簡単な相互理解の促進とも言えるでしょう。

　ワークショップなどでは「期待すること」を共有すると，本人の参加意識を明確にしたり，ファシリテーターが参加者のニーズを理解したりすることにもつながります。

　空間デザインはサークル型か，テーブルがある場合はロの字型か多角形型など，全員の顔が見える設定が望ましいです。

　ファシリテーターが，チェックインで話してほしい内容を紙に書いて提示し，参加者が答える場合もありますし，項目を提示して，参加者がA4の紙に書いて見える化し，それを見せながら話すなどの方法もあります。

　ただし通常，チェックインは1人あたりせいぜい15秒〜1分程度，全体で15人ぐらいまでで行うのが適正です。あまりにも人数が多くて時間が長くなると，参加者の集中力が続かなくなるので，注意しましょう。

❷拡散のステージ

❷-a 問いかけ

【段階を追って問いを組み立てる】

　いきなり結論や正解を求めるような問いかけに，人はなかなか答えられないものです。逆に，あらかじめ結論が出ているのであれば話し合う必要もないでしょう。

　特に拡散のステージにおいては，どこかにある正しい答えを探すのではなく，個人的な感覚や印象を率直に出し合うことを大切にしたいですね。

　例えば，ある患者さんの看護方針を検討する場であれば，
「最近，何か気になったことはありますか？」
「○○さんとのエピソードがあれば教えてください」
などのように，個人的な "実感値" や "経験値" から話し合いを始めるのもよいでしょう。

　ワークショップなどの場面で，「看護の仕事を志したきっかけは？」など，そ

の人にしか語れない経験を問うてみることで，忙しい日常で忘れがちな「個人にとって大切な価値」を確認していくことも有効です。

　常に，結論に向かう1歩手前の参加者の気持ちに寄り添って問いを考え，そこから出発することで，1人ひとりの参加者から積極性や創造性を引き出したいものです。

【オープン・クエスチョンとクローズド・クエスチョン】

　一般に，Why や What などで始まり，YES／NO で答えられない「オープン・クエスチョン」が，アイデアを広げたり思考を深めたりすると言われていますが，私の経験では先に YES／NO で答えられる「クローズド・クエスチョン」を投げかける方が答えやすいことも多いようです。

　例えば「○○について，いいと思いますか？」と問い，はい／いいえと答えてもらってから，「なぜ，『いいえ』なんですか？」と問う，というように進めていきます。一度「はい」または「いいえ」と返事をした後なので，次に何らかの言葉をつなぎやすいという効果が期待できます。

　ちなみに「なぜ……したのですか？」という表現は，文体としては疑問系なので問いかけているようですが，実際には「……してはいけない」という否定の意味合いで受け取られてしまうことも多いです。特に職場内で地位が高い人がファシリテーターを務める場合には，「なぜ？」を問いに多用することは要注意です。

　Why の変わりに What で問う，つまり「なぜあなたはそうしたのか？」よりも「何があなたをそうさせたのか？」という表現のほうが，自分を客体化させて答えやすい場合もあるので，覚えておきましょう。

❷-b 傾聴

　傾聴のプロフェッショナルである看護職の読者に対して語るのはおこがましいですが，「問いかけたら，よく聞く」ことはファシリテーターの基本姿勢です。そしてファシリテーションにおける傾聴では，多様な意見をそのまま受け止める姿勢を持つべし，という意味合いも強いのです。

　誰しも，問いかけに対しての返答をある程度想定してしまうものです。しかし，その想定を超えた返答が来ることも少なくありません。また，ファシリテーター

図3-4 | プルとプッシュ

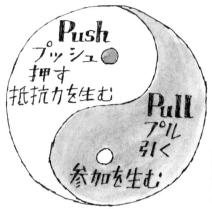

David Sibbet:Principles of Facilitation: The Purpose and Potential of Leading Group Process. The Grove Consultants International, 38, 2002 を参考に作成

も人間なので，意見をそのまま受け止めようと思っていても「いまここでそれを言うか！」と思うことや，「なんてとんちんかんな返答なのだ」と思うこともあるでしょう。

ファシリテーターはどんな意見も一旦は聞き，受け止めることが大切です。一度受け止めた上で，今，話すべきテーマとずれていると感じたなら，そこは指摘してもよいでしょう。最もよくないのは，適当に受け流したり，無視したりすることです。そうされると人はやる気を失うか，逆にしつこく同じことを言い続ける場合が多く，全体の進行に支障をきたす要因となる可能性があります。

❷-c プルとプッシュ

問いかけて待つ，つまりプル（引く）がファシリテーターの基本姿勢です。答えが返ってこないまま沈黙が少し続くと，つい言葉を重ねてしまいがちですが，ここは踏ん張って少なくとも20秒は待てるようにしたいものです。沈黙が続いているからといって参加者が考えていないわけではないですし，ファシリテーターが話し続けているのは，参加者が話す時間を奪っているのと同じことです。ただし，あまり沈黙が長いとかえってプレッシャーになり，結果としてプッシュ（押す）することにつながります。プルとプッシュは陰陽図のような入れ子構造になっているからです（図3-4）。

身体的な動きを意識することでプルとプッシュを使い分けることもできます。ファシリテーターが身体的に退いて参加者と距離をとれば，心理的にもスペースができて参加者が言葉を出しやすくなりますし，逆に身体的に近づけば心理的にもプッシュになります。

　人には癖があるので，自分がプル型かプッシュ型かを自覚しておくことをお勧めします。つい沈黙を嫌って話し過ぎてしまう人は，プルを意識しましょう。逆に待ちの姿勢が強く，場が活性化しない，全体の集中力が散漫になる，などと感じる人は，プッシュを意識して言葉や態度で参加者を刺激してみましょう。プルとプッシュは両方使って１つなので，どちらかに偏らないことが大切です。

❸収束のステージ

❸-a 枠を示し文章化する

　多様な意見が出て，それが板書に書き留められ，混沌とした時間を経て，集約されようという段階では，その生み出された結果が実際の現場で使えるような体裁に近づけていきたいものです。そんな時はその「体裁」を「枠（フレーム）」として示し，その内容を改めて参加者に考えてもらうのがよいでしょう。

　例えば生み出された結果を標語の体裁にしたいのなら，標語としての文章の枠「○○を□□しよう！」を示し，方針として活用したいのなら「○○を大切にし，□□を実現します」などの枠を提示します。

　それまでの話し合いでキーワードやポイントがある程度共有されていたとしても，文章になっていないとその意味を共通理解にするのは難しいものです。どうも人は，断片的な情報よりも連続性のある文章の方が頭に入りやすいようです。補足説明が必要なキーワードではなく，文章にすることが，次のステップにつながるポイントになります。

　大事なのは，枠を示すのはファシリテーターですが，中を埋めるのは参加者自身であることです。この段階では，１人が１つの文章を考えたり，小グループで１つ考えるなどして，複数の文章ができあがるようにするのがいいでしょう。

❸-b 共通点と相違点を明確にしながら，数を絞る

　できあがった文章には，似通ったものや，微妙に違うもの，全く着眼点の違うものなどが混在しているはずです。これをさらに絞り込む必要がある場合，その中にある共通点と相違点を見いだすことが大切です。表現だけでなく，その背後にあるものも確認しながら傾向を探っていきましょう。

　十分な話し合いを通じて自ずと意見が絞られていくのが理想ですが，なかなか集約していかないときに有効なのが投票です。まずは，参加者それぞれが文章を書いた紙を，壁などに張り出します。それを見ながらある程度の意見交換をして，意見交換が終わったら，1人2票で投票を行います。多数決ですと，各自がどれか1つを選ばなければいけませんが，2票あれば「自分の意見に2票」「自分に1票と他者案に1票」「他者案に2票」などというように選択肢が広がり，それぞれの決めきれない気持ちを反映することができます。投票の結果，多く票を集めたものが，現時点での総意に近いことを確認できますし，全員に対して納得度を高めることが可能になります。

　ここでは，いきなり1つに決めるのではなく，ある程度の数の中から3つ程度に数を絞ってから，再度内容を検討します。その後でさらに絞り込みたい場合も，絞った候補の中から優先順位を決めていくとよいでしょう。

❹再び共有のステージ

❹-a 次の行動につなげる

　会議もワークショップも限られた非日常の場であり，本当に大切なのは日常の業務や仕事にその結果をどう活かしていくかです。時間とエネルギーを使って生み出された結果を実際に行動に移すために，最後の共有の時間を省いてはいけません。

　会議においては決定事項に関して，「誰が」「いつまでに」「何をするか」を確認します。ワークショップにおいても学んだ成果をまずはどう使うかを確認，共有してから終了するのがよいでしょう。

④-b チェックアウト

　会議やワークショップを終えて，最後に1人ひとりに感想を簡単に述べてもらうことをチェックアウトと呼んでいます。空間デザインはチェックインと同じく，お互いの顔が見えるような形が望ましいです。ファシリテーターは，参加者がどのような感覚を持ってこの場を去るのかが気になるものですが，それは参加者同士も同じこと。時間が許せば，事実の確認や役割の明確化では見えてこない，感覚的な部分を共有して次につなげていきましょう。

ファシリテーターの態度

　ここまでさまざまなファシリテーションのスキルを紹介してきましたが，その
スキルがうまく機能するためにはファシリテーターのありかた，存在感が重要な
意味を持ってきます。その存在感を支えるのはファシリテーターの態度です。第
3章の最後では，ファシリテーターとして意識してほしい「態度」を紹介します。

参加者を信頼する

　ファシリテーターとして最も大事なことは何かと問われれば，それは間違いな
く「参加者を信頼すること」だと答えます。

　ここにいる人たちは，この場に貢献したいという気持ちを持って集まっている。
経験を通じて，自分なりの意見や考えを持っている。そうファシリテーターが信
じていないと参加型の場は成り立ちません。「どうせたいして考えていないだろ
う」とか「あいつらダメだ」と思ったらそれでおしまいです。口に出して言わな
くてもそういう思いは参加者に伝わってしまうものです。人は誰しもそういうこ
とを察知する能力を持っているからです。

　また，参加者への信頼がないと，スキルの活用にもブレーキがかかります。な
かなか意見が出ないのは，グループサイズに問題があるからかもしれませんし，
ネガティブな意見しか出ないのは，問いの組み立てが悪いのかもしれません。し
かし，それ以前にファシリテーターがこの参加者はダメだと決めつけているので
あれば，対応したスキルを使うことさえ思いつかないでしょう。参加者への信頼
がファシリテーションの大前提。これを肝に銘じておきたいものです。

「ランク」を自覚して役割に徹する

　主役は参加者，ファシリテーターは支援者。それが基本ではありますが，前に
出て場を仕切る立場のファシリテーターはある意味その場の支配者でもあります。
だから「ランク」が高い人，つまり組織や社会における地位の高い人がファシリ
テーター役をするときには，特に注意をする必要があります。参加者と同じ目線
に立ち，ファシリテーターの役割に徹するように意識しないと，いつのまにか
"先生" になってしまう危険があることを覚えておきましょう。

　また，持ち回りでファシリテーターを務めるような場合は，自分が当事者とし
て意見を言いたくなることもあると思います。まずは自分が言わなくても別の誰
かが参加者として自分と似たような意見を言ってくれることを期待して，その場
に委ねてみます。それでも，自分が意見を言わないとダメだと思う場合は，「こ
れはファシリテーターとしての意見ではなく一参加者としての意見です」と断っ
てから発言するよう心がけましょう。

コンテントとプロセスを理解してファシリテーションに活かす

　ファシリテーションを身につける上で，重要なことの１つが「コンテント
（content）とプロセス（process）」への理解です。ファシリテーションの場面に
おいて，コンテントは参加者のもので，ファシリテーターは評価したり判断を加
えたりしないのが原則です。逆にプロセスはファシリテーターに委ねられるのが
通常です。

　コンテントとは内容のこと。ファシリテーションの現場では，話された内容そ
のものをコンテントと捉えると分かりやすいです。一方，プロセスは一般的には
過程，手順と理解されていますが，ファシリテーションではもっと広い意味を持
ちます。コンテント以外は全てプロセスだと理解していただいてもよいでしょう。

　話し合いの進め方もプロセスですが，そのとき起こっていることもプロセスな
のです。例えば「ロの字型の空間デザイン」で，「グループサイズ：全員」で話し
合っている会議の場面を想定してください。空間デザインとグループサイズの設

定自体がプロセスの一部ですし，もし，そのとき2人が対立して意見を戦わせていて，他の参加者が黙っている状況があるとすれば，その状況もプロセスなのです。さらには，そのとき黙っていた参加者が何を感じていてどうして発言できなかったのかもプロセスの一環ということになります。コンテンツは2人の話した内容そのものなので，議事録や板書に残るかもしれませんが，プロセスは概して記録されないものです。

　さて，ここでファシリテーターはどう行動すべきでしょうか。仮にここでは，ファシリテーターは2人の発言を板書していて，対立しているように見える2人の意見の中に共通項を発見していたとします。ここではA，B，Cの3つの行動の選択肢を検討してみます。

A：ファシリテーターが板書を指し示し共通項を直接指摘して，2人に「かなり近いことを言っているように感じますが，本当に意見が違うのですか？」などと問う。

B：「2人の話が続いているので，板書を改めて見直して検討してみましょう」と言って，板書を読み上げて参加者全員と共有する。

C：「2人だけの発言が続いていますね。今までのところで皆さんがどのように思っているかを，隣同士の2人で意見を交換してもらえますか」と言ってグループサイズを変える。

　読者の皆さんはどれが正解だと思うでしょうか。もちろん全て間違いではありませんが，Aは，ファシリテーターがダイレクトにコンテンツに関わる方法です。この後の展開としてはファシリテーターとその2名が意見を交わして，他の参加者は相変わらず話を聞くだけになる可能性が高いと思われます。

　Bでは，板書を読み上げた後に，他の参加者が何かに気づいて，意見を述べるかもしれません。それをきっかけに2人以外の参加者が発言し，全体が活性化する可能性もあります。

　Cでは，とりあえず他の参加者が話し合いの中に戻ってくることになるでしょう。

　2人のやりとりに対する場の集中力が続いていればAのやり方もいいでしょ

うが，すでに集中力を切らし嫌気が差しているなら断然 C です。このケースの場合は，せっかく板書をしているので，「板書はその場で活用すべし」の原則にしたがって，まずは B を提案し，その後も事態が変わらない場合は C に展開していくという手もあるでしょう。もしも，ファシリテーターがコンテントだけに気を取られていれば，対応は A になりますが，プロセスをしっかり観察していれば，B や C の対応を思い浮かべることができるでしょう。

　ファシリテーターの対応の幅を広げるためにも，コンテントだけではなく，常にプロセスに意識を向けるようにしたいものです。

プロセスを手放さず，コンテントに引きずられない

　どのような方法で話し合うか，つまり話し合いのプロセスを提案するのがファシリテーターの役割で，意見を言い結論を出す，すなわちコンテントに責任を持つのが参加者の役割です。例えば，ファシリテーターがグループサイズや空間デザインを変えたりするのは，ダイレクトにコンテントをコントロールするものではなく，プロセスに対するアプローチになります。このように，ファシリテーターのスキルは基本的に話し合いのプロセスに影響を与えるものが多いのです。

　時にはファシリテーターの提案した方法が受け入れられないとか，うまく機能しない場合もあるでしょう。そのとき，話し合いの方法の選択を参加者に委ねることもあり得なくはないですが，それは特殊なケース。ファシリテーターは常に進行のプロセスに責任を持って，参加者と向き合っていくのが基本なのです。

　また，コンテントへの理解も重要ですが，ある特定の意見に自分が賛同して，それを採用したいという意思を持つのは禁物です。ファシリテーターは全ての意見に対して冷静に向き合い，対等に接する必要があります。ファシリテーターがある特定のコンテントに引っ張られると必ず場に混乱が起きます。コンテントは参加者のもの，ファシリテーターのものではないと自覚しましょう。

アウトカムと同時に大きな目的も見失わない

　話し合いが過熱すると参加者は目の前のことに集中しがちですが，それこそが

参加者の役割だと言えます。ファシリテーターはこの場のアウトカムが何かを常に意識し，時には参加者をそこに引き戻すことも必要です。ファシリテーターが一緒になって迷子になってはいけません。

　また，「誰のため，何のために看護実践を行うのか？」という問いは，人と向き合う看護現場においては，常に意識される命題でしょう。臨床現場で行われる会議やワークショップも，そうした医療や看護，組織が目指す大きな目的や構造の中に位置づけられていることを忘れてはなりません。その場の話し合いのアウトカムだけでなく，看護や組織が目指す大きな目的や構造も常に意識しておくようにしましょう。

ファシリテーションスキル向上のために

　ファシリテーターが場を何とかコントロールしようと思って，焦れば焦るほど，参加者がしらけていく。そんな経験はないでしょうか。ファシリテーターは参加者が発言しやすいように場を整えたり，きっかけをつくったりする役割です。ただ，そこからの主役はあくまで参加者なのです。ですから，ファシリテーター役を務めることになったら，あまり力まないほうがいいでしょう。

　これまで説明してきたファシリテーションスキルは，当たり前と感じられることばかりだと思います。ですので，とにかく実践してみることをお勧めします。実践を通して初めて，「あのとき，ああすればよかったのかな？」と後で気づくことができるからです。この「後で気づくこと」がとても大切で，自分の行ったことや参加者の反応をしっかりと覚えていないと「後で気づく」ことはできません。そして次の機会に試してみます。そうすることで，「あのときこうすればよかったかな？」とさらに気づくことができるのです。さらに，それをまた次にやってみる。永遠にこれの繰り返しです。

　参加型の場は生き物であり，二度と同じ場面はありません。だから「これが正解！」という絶対的なファシリテーションなんて存在しないのです。ただし，似たような場面に遭遇することはあるでしょう。そのときは過去の経験が役に立つかもしれません。

　でも，要注意。ファシリテーターがうまくいったなと思っても，参加者がそう

思っているとは限らないからです。逆に自分がダメだったと思っていても，参加者がよかったと思っていることもあります。つまり何が正解かは，すぐには分からないものなのです。

　だから，めげてもあまりくよくよせずに，すぐ次にチャレンジしましょう。飽きずに続ける。これがファシリテーション上達へのいちばんの道かもしれません。

引用・参考文献

1　中野民夫，森雅浩ほか：ファシリテーション—実践から学ぶスキルとこころ．岩波書店，2009.
2　デビッド・シベット著，堀公俊監訳：ビジュアル・ミーティング—予想外のアイデアと成果を生む「チーム会議」術．朝日新聞出版，2013.

3.4

ファシリテーターの態度

ファシリテーションやワークショップに使える
お役立ちグッズ紹介

ファシリテーションやワークショップではさまざまなグッズが必要になります。
ここでは，著者陣が愛用しているグッズを紹介します。

紙類 │ 書く，記録する，表示する，伝える

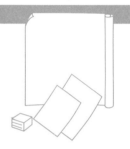

参加者に何かを伝えたり，表示したり，記録するために，模造紙や
コピー用紙（A4, A3）を用いることが多いです。研修やワークショッ
プの最後に「自分の行動目標」などを書き出すときなどは，印象付
けのためにカラーコピー用紙を用いることもあります。
付せんは，正方形（75mm 四方）や長方形（127 × 75mm）をよ
く使います。何かを書き出す際には「1項目につき付せん1枚」が基
本になるので，実施する内容に合わせて枚数を用意します。

ホワイトボード │ 書く，記録する，表示する，伝える

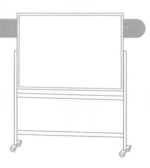

ホワイトボードは特に話し合いのプロセスを記録して可視化する際
に有効です。参加人数や企画意図によって，文字の大きさや掲示
するものも変わるので，会場の大きさやプログラムに応じてその枚数
やサイズを考えます。複数枚あるとよいですが，準備できない場合
は，模造紙や，使い捨ての「ホワイトボードシート」，携帯可能な「ミ
ニホワイトボード」も使えます。

マーカー類 │ 書く，記録する，表示する，伝える

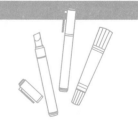

マーカーは裏移りのしない水性ペン（商品名：プロッキー，アクア
テック，紙用マッキー）をおすすめします。話し合いの可視化に使い
ます。細字と太字があり，太字を効果的に使うと視認性が高まりま
す。交換用インクも安価で経済的です。誤記した場合には，全面
のりのロール付せんを貼って上書きすると便利です。

マグネット｜貼る

マグネットは大きさやカラーもいろいろありますので，使いやすいもの
を用意します。板状のマグネットシートを切って用意しておくと，紙の
傾きを抑えることができます。

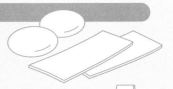

タイマー｜測る，伝える

忙しい医療者が集まる場では特にタイムキーピングが重要ですので
でタイマーを準備します。ファシリテーターが時間を計るときには，音
のしないタイマーを使用することが多いです。
制限時間が過ぎたことを全体に告げるためには，「チベタンベル」
「音叉」「熊除けのベル」などを使いますが，参加人数やアクティビ
ティによって選択します。

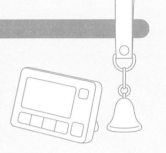

テープ類｜貼る

掲示したいものを貼るためのテープは，はがしやすいものを用いま
す。会場の壁貼りが OK かどうかは事前に調べておきます。
よく使われるのは養生テープです。プロジェクターのコードなどが
引っかからないように床に固定する時にも用います。難点は，使
用時にベリベリと音がすることです。マスキングテープは，粘着性
が低くテープを切るときに音がしません。「日東マスキングテープ
（24mm）」は貼り付けが容易で，用紙を傷めることも少ないので使
いやすいです。

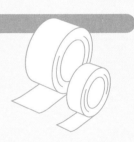

クリップボード｜書く

会場にいすだけしかない（机がない）場合や，参加者が会場の好
きな場所で何かを書き出したりする時間がある場合には，「クリップ
ボード」があると便利です。また，配布資料に事前にクリップボード
にまとめておくとスムーズに運営ができます。

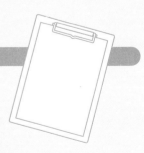

対話促進ツール「えんたくん」

段ボール板の対話促進ツール「えんたくん」。たくさんの人が集まる
ときに，いすだけで場づくりが可能になります。また，円になるので集
中しやすい場がつくれます（▶P006）。

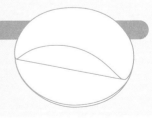

第 4 章

企画とプログラムデザイン

森 雅浩

プログラムデザインで変わる
ファシリテーション

会議・研修を決定づける事前準備

　質問です。あなたがファシリテーターとして，会議や研修を担当することになったとき，どの程度準備に時間をかけますか。

　会議の場合，まず議題や参加者の確認をして，その会議をどう進めていくかを考えると思います。例えば複数の議題があったとき，どの議題に，どの程度時間をかけるか，などの配分についても考えるでしょう。あなたが知っているファシリテーションのスキルの中から，何をどのタイミングでどう使えば，積極的な発言が出るだろうか，などと考えたりすると思います。忙しい日常の中で，会議のための準備をする時間を確保することは，難しいかもしれません。でも，この「事前準備」があると会議の質が断然変わります。

　また，院内研修の講師を依頼された場合はどうでしょう。全く準備なしで本番を迎えることはないと思います。学んでほしいテーマに関して，どう伝えれば参加者に分かってもらえるかを考えると思いますし，過去に誰かがつくった原稿があれば，それを事前に確認しておくなどの準備はすると思います。ですから講師が一方的に話をする「講演（講義）型」の研修であっても，準備にそれなりの時間をかける必要があることは，容易に想像がつくと思います。

プログラムデザインって何？

⊙ なぜ準備が必要なのか

　講演型の研修に比べて，ファシリテーションを活用した参加型の研修では，準備に4倍の時間がかかるという説があります。参加型の研修では，「このテーマ

で受講生同士が話し合うのに何分必要かな」とか「経験の少ない看護師は，この
テーマにどんな反応をするかな」など，講演型の研修に比べて考えなければいけ
ないことがたくさんあるのは，感覚的にお分かりになると思います。

「プログラムデザイン」は，まさにこの「事前準備」の精度を高めるための技法
であり，特に参加型の研修においては「企画」そのものであると言えるでしょう。

◉ 主体は参加者・受講生

「参加型の場」は，「参加者主体の場」でもあります。あなたがファシリテー
ターとして，「この会議でいい結論が出てほしい」とか「この研修でこの本質を
つかんでほしい」という思いを持っていたとしても，主体はあくまでも参加者で
す。会議の結論を出すのはファシリテーターではなく，参加メンバー自身です。
研修で学ぶのはあなたではなく，受講生です。

つまり，ある意味あなたにはどうすることもできないわけです。でも，会議や
研修の進行はファシリテーターであるあなたの手に委ねられています。

この矛盾するとも言える状況を乗り越えていくためには，参加型の場に起こり
得るさまざまな可能性を，幅広くシミュレーションする必要があります。自分が
当たり前だと思っている専門用語を受講生は知らないかもしれません。ある言葉
を違った意味で捉えているかもしれません。次のステップに進むために必要な理
解に，想定以上に時間が必要かもしれません。テーマを取り扱う順番によって会
議の結論や研修内容への理解が変わってくる可能性もあるでしょう。

しかし，主体が参加者であり，ファシリテーター自身ではない以上，完全なる
予測やシミュレーションはできません。だからこそ，事前準備に時間をかけて備
える必要があるのです。

百戦錬磨のベテランファシリテーターでも，全くの準備なしに参加型の場を運
営するのは難しいものです。ましてやファシリテーションを学び始めたばかりの
人には，事前準備は必須事項です。そのための手法が「プログラムデザイン」なのです。

「参加型の場」におけるプログラム

ここで改めて，プログラム（program）という言葉の意味を確認してみましょ

う。語源は，pro ＝前もって＋ gram ＝書くことですから，やはり準備，計画などにつながる言葉なのです。

　本稿では，ファシリテーションを活用した「参加型の場」におけるプログラムを，次のように定義したいと思います。

- 限られた時間で
- 目的に向かって
- より効果的な
- 学びや創造が起こるような
- 流れ／仕掛け

　どんな会議にも，どんな研修にも，必ず始まりと終わりがあります。時間制限がある中で，どれだけいい成果をあげることができるのか。そのための準備としてプログラムを設計，つまりデザインする。それが「プログラムデザイン」なのです。

　プログラムは，「ねらいに向かって組み立てられたアクティビティの集合体」と言い換えることもできます。

　アクティビティとはひとまとまりの活動を意味します。例えば，何かの研修の初めに，全員で自己紹介を行ったとしましょう。自己紹介も1つのアクティビティです。次に小グループでの話し合いをしたとします。これも1つのアクティビティです。プログラムとはこうした複数のアクティビティが連なった集合体と言うこともできます。

　しかし，いろいろなアクティビティをただ並べただけではプログラムとは言えません。プログラムとは，「限られた時間で・目的に向かって・より効果的な・学びや創造が起こるような・流れ／仕掛け」ですから，目的に向かっていないと意味がありません。ですから，アクティビティのチョイスや順番はとても重要です。ある目的を達成するためにアクティビティを選び組み立てる作業が，「プログラムデザイン」と言うこともできます。

企画の明確化

企画する自分の「思い」を言語化する

◉ 企画者のスタンス

　ファシリテーションを活用した参加型の会議や研修を企画・準備をするときに，一番初めに確認しておきたいのは，企画者であるあなたの，その企画に込める「思い」です。

　そうは言っても，「特に『思い』というほどのものはないなあ」と思った方がいるかもしれません。でも，会議や研修をもっとよくしたいという気持ちや，ファシリテーションを活用した参加型の場が役に立ちそうだ，との予感はあると思います。それを言葉・文章にすることで，「思い」として明確にしていくことが大切です。

　この「思いの文章化」にはコツがあります。まずはこれから企画する「参加型の場」に関わるヒトや扱うコトを思い浮かべてください。次に，ファシリテーションを活用した参加型の場を持つことで，そのヒトやコトがこうなるといい，ひいてはそれがこんな結果につながってほしい，という流れで，言語化してみてください。

　例えば，カンファレンスのように治療や看護の方針を決める会議だったら，
「関係メンバーがもっと本音の意見を出し合うことで，今まで見逃してきた問題点を明確にし，看護や治療の質を高めたい」
　新人看護師の研修だったら，
「新人看護師にはお互いの意見を出し合い聴き合う刺激を通じて，自分の看護観を早く確立してほしい」
などでしょうか。

これを穴埋め式文章で表すと，

「○○で，□□を，△△したい」

「○○には，□□を通じて，△△になってほしい」

となります。

　この「思いの文章化」は，ファシリテーションの元々の意味と関連しています。つまり，ファシリテーションとは支援的な関わりを持つことであり，自分自身＝ファシリテーターのために使うスキルではないからです。思いは自分のもの，でもそれはあくまで誰かや何かを支援するためにある。これが参加型の場を企画するファシリテーターの基本スタンスと言えるでしょう。

◉ 企画者の宿命

　ではなぜ，自分の思いを文章にする必要があるのでしょうか。まずは，これから企画を進める上での大事な出発点を具体化するためですが，もう１つ重要な役割があります。それは周りの協力や賛同を得るためにその「思い」が強力な武器になるからです。

　何か新しい試みをするとき，必ずしも周りの人たちが賛同してくれるとは限りません。逆に「なんでそんなことするんだ」と横やりを入れられたり，「そんなの意味がないよ」とネガティブなことを言われてしまう場面が多々あるのが現実です。ファシリテーションを活用して，今までとは違う方法で会議や研修を実施しようとする場合も全く同じだと思います。

　そのとき大切なのが，企画者が自分の「思い」を明確に語れることです。もちろん，いままでの会議や研修の問題点を明確にしてそこを指摘することも重要ですが，マイナスポイントをいくら羅列しても「分かっちゃいるけどねえ」となってしまう可能性があります。

　やはり，周りを巻き込んで協力を得るための一番の方法は，企画者の「こうしたいんだ！」という「思い」をしっかりと伝えることだと思います。別にそんなに熱くなくても大丈夫です。明確であること，つまり簡潔に分かりやすい文章になっていることが大切なのです。

⦿「与件」の中の思いを見つける

　ここまで読んできて「なんか自分には当てはまらないなあ。企画者といっても上司に言われてやっているだけだからなあ」という方がいたら，あえて言わせてください。そういう場合こそ「思い」を明確にしていただきたい。この場合，明確にしなければいけない「思い」は 2 つあります。

　まずは上司など，あなたに依頼した人の「思い」です。仮に「次の研修は講師を呼んで話を聞くだけではなくて，ファシリテーションを活用した内容に変えてください」と，あなたが頼まれたとします。これは（自分以外の）外部から与えられた要件なので，「与件」と言います。

　まずはこの与件についてしっかりと依頼者に確認しましょう。実は依頼者が全てその案件に関して明確な見識を持っているとは限りません。逆に不明確な場合が多いと思っておいた方が無難です。ですから，あなたはその依頼者にいろいろとヒアリングをすることで，与件に関するさまざまな内容を明確にしていく必要があります。これは，依頼された自分の身を守る（例えば「こんなことを頼んだつもりはない」と後から言われないようにする）だけではなく，依頼者にとっても物事がクリアになっていくので，役に立つことです。ですから遠慮する必要はありません。

　なぜファシリテーションを活用するべきだと思ったか？　なぜ自分に頼んだか？　問題意識はどこに持っているのか？　最初の言い出しっぺは誰か？　依頼者本人か？……など，そもそもの発端はもちろん，いつ・どこで・どんな規模で，などのいわゆる 5W1H に関することも確認します。そして必ず依頼者に「この研修に込める思いはなんですか？」とダイレクトに聞いてみてください。きっと何かしらの回答があると思います。

　さて，ここで重要なのは，その依頼者の「思い」に自分が賛同できるかどうかです。必ずしも 100％賛同できなくてもかまいませんが，問題なのは全く賛同できない場合です。同じ組織内での関係性の中では，なかなか難しいかもしれませんが，本当に全く賛同できない場合は依頼を断るのがお互いに幸せな結果につながると思います。

　そこまで極端な例は少ないと思いますが，これからその与件を受けて実際に企画し実施するあなたは，その依頼者の思いに自分の思いを重ねていくような気持

ちで，臨んでください。

　依頼者の思いから全く外れてしまうと，依頼者の不満を呼ぶでしょうし，自分の思いがまるでないと，その企画に魂が入りません。依頼者の期待に応えるだけでなく，対象となる参加者にとってどのような場になるといいのか。それを，自分の言葉で考えることが大切です。

◉ 自分の価値観を認識する

いい会議とは，＿＿＿＿＿＿＿＿な会議である。

いい研修とは，＿＿＿＿＿＿＿＿な研修である。

　あなたは，この下線部分に何を書きますか？ もちろん1つだけではないと思いますので，頭に浮かんだことを順番にメモしてみてください。これは会議や研修に対するその人の価値観を表しています。

　仮に，Aさんは「いい会議とは，時間通りにきっちり終わる会議である」と書いたとしましょう。一方，Bさんは「いい会議とは，全員から活発な意見が出る会議である」と書いたとします。同じ会議でもAさんとBさんでは，運営方法にずいぶんと差が出そうな気がしますよね。もちろん「全員から活発な意見が出て，時間通りにきっちり終わる」会議も可能ですが，両立が難しい場合はどちらかが優先されることになります。大体において最初に思い浮かんだことがその人にとって最も大切なことが多いので，それを価値観として優先させることになるでしょう。

　こうした価値観は，本人にとっては当たり前のことなので，あえて表明されることはあまりありませんが，企画内容に大きな影響を与える重要な要素です。ですから企画に携わる人は自分の価値観をしっかり認識しておく必要があります。

　同時に周りの人は自分と同じ価値観を持っているとは限らないことも認識しておくべきでしょう。たった1人で会議や研修を企画・実施していくことはありませんし，ファシリテーターとして向き合う参加者も皆同じ価値観を持っているとは限りません。

　通常はそれぞれが無自覚に自分の価値観に従って動いているので，何かしらの衝突があって初めて，お互いの価値観が大きくズレていることに気がつくことは少なくありません。そこに気づければまだいいのですが，ある物事に対する価値

観がズレていることに気がつかずに，ずっと噛み合わないまま，ことが進んでいくといった笑えない場合もあります。そんな事態を避けるためにも，まずは自分の価値観だけは知っておくべきなのです。そうすれば他者との価値観のズレも認識しやすくなります。

ある特定の会議や研修に込める「思い」は対象者や状況が変われば変化するものですが，会議や研修そのものに対する価値観はなかなか変わらないものです。看護とはこうあるべき，会議はこうあるべき，研修はこうあるべき，といった自分の価値観を，改めて認識しておいてください。

◉背景を思い出す

最後に，企画者としての思いに関連する要素で確認しておくといいことをもう1つお伝えします。それは，あなたが今の「価値観」や「思い」を持つようになった，個人的な「背景」，いわば歴史です。この背景が見えてくると，その人の行動がストーリーとなり，説得力を持つのです。

新人看護師の頃，カンファレンスで患者さんに関する気づきがありながら発言できず，それが後でよくない結果を生んでしまった，という背景（＝個人的な経験）があったとしましょう。この経験があるために，「カンファレンスではキャリアの差にかかわらず自由に活発に意見を交換するべきだ」という価値観を持っている。だから，ファシリテーションを活用した自由に発言できる会議（カンファレンス）を企画して看護の質を高めたいという思いを持って，今，会議改革に臨んでいる，といった具合です。

もちろん，さまざまな背景が入り混じって今の価値観が形成されているわけなので，こう単純ではないと思いますが，自分の思いを語るとき，具体的な背景がエピソードとしてあると，とても伝わりやすくなることがあります。

目的・目標を意識した
基本要件の確認

「目的」を意識し続けるのは難しい？

　少し前のことですが，世界に影響を与える経営者として海外の雑誌にも紹介されたことのあるITベンチャーの日本人創業者と話をしたことがあります。その時に彼が「事業において大切なことは『誰のために』『何のために』だけだよ」と語ったことが，とても印象に残っています。

　私はこれを「事業においては『目的』が何かを常に明確にすることが一番大切である」と解釈しましたが，同時に「なかなか難しいことだな」とも感じました。

　参加型の場も，その目的が問われるのは同じことです。研修や会議のプログラムデザインをする上でも，作業の過程でその目的を見失ってしまい，その結果いわゆる「ぶれた企画」になってしまうことがあるのも事実です。ですから，「そもそも何のためにやっていたんだっけ？」と，大きな目的を時々振り返ることも大切です。

⦿ 目的と目標

　目的と似たような言葉に「目標」がありますが，この違いを上手に説明できるでしょうか。私が担当する「企画の立て方講座」などで受講生に聞いてみると，分かりますと答える方は，かなり少ないです。そこで問いを変えて「目的と目標，どっちが大きい？ 遠くにあるのはどっち？」と聞いてみると，目標と答える方がけっこういます。もちろん正解は目的なのですが，そんな時は目的と目標の関係を説明するために，図4-1 を使っています。

　目的は最終的に到達したい遠くにある「的」みたいなもの。いわば「山の頂」です。そして，山道の途中にある山頂の方向を指し示す「道標」が目標にあたる

図4-1 目的と目標

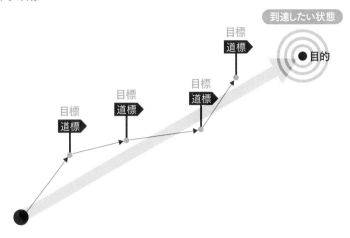

ものになります。山頂（＝目的）は遠くてなかなかたどり着かないので，途中途中でここまでは到達したと認識したり，次はあっちに行けばいいのだ，と確認するために道標（＝目標）があるわけです。

　これは会議や研修においても同じで，「今回実施する研修の最終的な目的は〇〇だけど，一気にそこまでは行けないので，今回の目標は□□までにしておき，次回以降また新たなステップを検討する」といった具合です。

　こうした判断は，設定した目的がどのくらい遠いかを認識していないとできないことですし，同時に大きな目的を意識せずに毎回の会議や研修のプログラムデザインに入ってしまうと，あとで整合性がとれなくなってしまうことがあるので要注意です。

　また，視野をもっと広げれば，それぞれの病院自体にも目的がありますし，看護や医療といった行為自体にも目的があると思います。会議や研修を企画する際も，そうした大きな目的がどのように表現[注1]または認識されているかを改めて確認することをお勧めします。

注1　病院など，その組織の目的や存在意義は，理念やミッション，ビジョンとして表現されることが多い。

◉ 企画の骨子を確認しよう

　目的や目標を明確にしながら，それ以外の要件も明らかにして参加型の場をつくる企画の骨子を組み立てていきましょう。

　その際に便利なのがいわゆる5W1Hを活用することです。図4-2は筆者が5W1Hを階層化して分解し，企画を具体化するためのツールとして考案した「研修企画の7W3H」[註2]です。これを使うと必要な要件をもれなく確認していくことができます。

　第1階層は，企画の根源となる，何のために，誰のために，第2階層は，企画をする上で必ず明確にしなければならない要素，第3階層は，実施をする上で必要な，進行や展開内容です。この第3階層での作業が具体的なプログラムデザインとなりますが，この7W3Hの段階では方向性やアイデアをメモする程度でよいでしょう。

　それでは第1階層と第2階層を順番に見ていきましょう。

第1階層

❶ WHY：目的／目標

　1つの計画（事業）に対して，目的は通常1つですが，目標は複数個あるかもしれません。

　例えば，新人看護師研修を企画したとしましょう。仮に目的を「現場での実践力を身につける」とした場合，そのために習得すべきスキルや知識は複数あると思います。そうなると「〇〇技術の習得」「××技術の習得」など，到達すべき目標も複数になると思います。

　会議に関しては定例的に行っている場合が多いと思いますので，改めて「目的は何だっけ？」と確認してみることは有意義です。もしかしたら，目的が似通った会議がいくつか発見されて，その結果無駄な会議を削減できるかもしれません。ちなみに，研修などの企画で目的が複数あるなと思ったら，それは別企画として分けて考えた方がいいでしょう。逆に目的と目標がほぼ同じ，という企画もあると思います。

註2 『看護管理』2016年10月号の特集では9W4Hとして紹介しているが，より汎用性を高めるために改良した。

図4-2 | 研修企画の7W3H

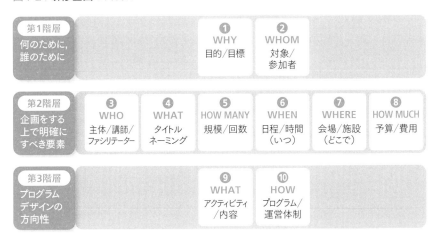

また，目的と違って目標には測定可能な数値が組み込まれていなければならない，という意見もあります。確かにスポーツのトレーニングなどはその方が分かりやすいと思いますが，参加型の会議や研修の場合は必ずしもそうでない場合もあります。この段階では数値設定は可能な範囲で取り入れればいいでしょう。

より具体的なプログラムデザインをする段階では，目標をさらに分解した「アウトカム（Outcome：求める成果）」を改めて設定します。これは，P104 で詳しく説明します。

❷WHOM：対象／参加者

極めて重要な要件です。これが変われば別の企画になると思ったほうがいいでしょう。例えば職員研修においても，新人か，中堅か，専門職かなど，対象が変われば，大きな目的は同じでもその目標は変わりますし，実施の仕方もずいぶんと違ってきます。

会議においても，誰がその場にいるか，参加する人は誰なのか，誰をメンバーとして招集する会議なのか，をきちんと明確にしなければいけません。いるべき人がいない会議では決定事項が実行されないでしょうし，いるべきでない人がいる会議では，活発な意見交換ができないこともあるでしょう。

第1階層の「WHY：目的／目標」と「WHOM：対象／参加者」は，極めて密接に関連していますので，この2つのすり合わせをしっかりすることが重要です。

　もう1つ，この段階でしっかりと考慮すべきことは，対象／参加者の「ニーズ」や「気持ち」です。ニーズとはその人が「困っていること」「欠乏していると感じていること」を指します。研修でこのニーズの想定が違っていると，受講生にとって全く意味のない研修になってしまいます。対象の看護師に，あるスキルを提供するための研修を企画・実施しても，実際には本当に困っていることは別にあったり，本当に必要としているスキルとは違っていた，などといった事態は避けたいものです。

　本当のニーズを把握するのはなかなか難しいことですし，受講生全員が同じニーズを持っているとも限りません。しかし対象となる参加者の様子をよく観察したり，誰かに直接ヒアリングをするなどして，把握に努めることは大切です。与件を元に研修を企画する場合は，依頼主が参加者のニーズをどう把握しているかを確認するのは，ヒアリングの一番重要なポイントです。

　また，活性化していない会議をなんとかしようと，てこ入れするような場合は，なぜそのような状態に陥ってしまったかという背景や，各参加者の「気持ち」をある程度は把握する必要があります。以前は活発に意見を言っていた人が，最近は何も言わなくなってしまったのは，何度も強く意見を否定されてモチベーションが下がったのかもしれません。もしかしたら，全員がその会議の目的を理解していないのかもしれません。自分がそれまで関わってきた会議であれば，振り返って，その原因を想定できると思いますし，そうでなければ，やはり直接メンバーに「気持ち」を聞いてみるのもよいでしょう。

　ここで1つ気をつけなくていけないことがあります。対象となる参加者を知ることはとても重要ですが，本当のことはなかなか分からないもの。あまり自分の想定にこだわると，企画がゆがんでしまうこともあります。

　だからといって全く想定しないことはお勧めしません。どちらかというと「自分が参加者だったらどう思うかな」と想像したり，「今回の場合は〇〇なんじゃないかな」と思いを巡らせることは，参加型の場を企画する上ではとても重要だと思います。

　私は「どうもこの会議のメンバーは，こう思っているような気がする。でも全

然，違っているかもしれないけどね」と，自分の想定をどこかで否定する感覚を持つようにしています。

とても重要で，間違いがないのは「参加者1人ひとりは皆違う」ということです。ですから，そもそも1つの想定で全員をカバーすることはできません。その結果「違うかもしれないけどね」といった，「想定＋打ち消し」を常にセットにして頭に置くようにしているのです。

第2階層

❸ WHO：主体／講師／ファシリテーター

ここでは実施・運営サイドの主要メンバーが誰かを確認します。会議でも研修でもメインとなる実施者の違いによって，その場の性格は大きく変わります。自分たちの身の回りにどんな人材がいるかを知っておくことは，企画者にとっては強みになります。外部講師やファシリテーターに関しても，日頃から情報収集をしておくと，いざという時に力になります。

❹ WHAT：タイトル／ネーミング

「名は体を表す」と言うように，その会の名称が実際にやろうとしていることを表現していることが大切です。これがずれていると参加する人の意欲がそがれる要因になりかねません。同じ主任会議でも「主任連絡会議」と「主任方針決定会議」と名称が違えば，参加する側の意識が変わります。奇をてらう必要はありませんが，端的で正確なネーミングを意識しましょう。

❺ HOW MANY：規模／回数

同じことを何回かやるのか，1回で終わらずに数回のシリーズにするのか，また，1回あたりの参加人数は何人なのか，つまり "How Many Times" と "How Many Numbers of People"，その両方を示しています。

特に参加型の場においては，参加人数の違いは運営に多大な影響を与える要因です。参加者が10人と100人では，プログラムの組み立て方も変わりますし，同じプログラムデザインでも，実際に必要とする時間が随分と変わってきます。

❻ WHEN：日程／時間（いつ）

❼ WHERE：会場／施設（どこで）

❽ HOW MUCH：予算／費用

　旅行に行こうと思っても，いつ，どこに行くかを決めない限り，リアリティーがまるで生まれませんよね。同時に費用もとても気になります。それと同じで，日程と場所と予算の3つが決まらないと何事も具体化しません。

　なお，第2階層の❸～❽の要件は絡み合っているので，実際は順番通りにはいかずに，いろいろな調整が必要ですが，原則として番号順に決めていくようにしてください。何かを優先し，何かを諦めるような場面では，第1階層の「❶WHY：何のために」「❷WHOM：誰のために」に立ち返って判断をするとよいでしょう。

◉ 確認しつつ見直してみる

　会議，研修どちらをとっても「第1階層，第2階層に関してはすでに決まった要件があります」という場合もあるかと思います。

　そのようなケースでもあえて，❶～❽まで全部書き出してみることをお勧めします。実ははっきりしていない項目があったり，なんでこう決まっているんだろうと疑問が見つかる可能性があるからです。

　第3階層の具体的なプログラムデザインに入ってからも，基本要件の確認は常に行うことになりますので，できる限りこの段階で明確にしておくようにしましょう。

4.4

「参加型の場」
その意義とプログラムの型

「参加型の場」の意義ってなんだろう

　「参加型の場」の最大の意義とは，その場にいる人の「当事者意識（ownership）を高める」ことにあります（図4-3）。

　会議でも研修でもその場にいる限り，すでに当事者であることに間違いはありませんが，そこに積極的に関わろうという意識があるとは限りません。例えば自分が所属する部署の会議を想像してみてください。いつも上司が一方的に話すのを聞くだけだったら，参加メンバーが「また始まった」と思い，上の空になってしまうのは無理のないことです。

図4-3 | 「参加型の場」の最大の意義

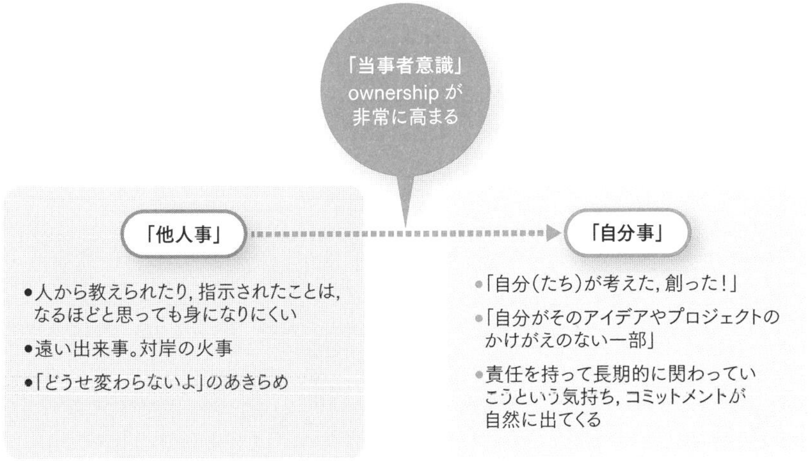

出典：中野民夫による講義「ワークショップとファシリテーション」資料

研修でとても重要な内容を学んでいたとしても，講師が延々と話し続けているだけだと，眠くなってしまうかもしれません。エンターテインメント性を持って面白おかしく語ってくれればまだしも，難しい話をずっと聞き続けるのは，かなりの努力を必要とします。

　そこで威力を発揮するのがファシリテーションを活用した「参加型の場」です。一方的に話を聞くだけでなく，何らかのかたちで自分がその場に関わっている，という実感があれば，自ずと当事者としての意識が高まります。

　また，会議での決定事項の実行や，研修で学んだことの活用に関しても参加型の場は効力を発揮します。誰かが勝手に決めたことではなく，自分がしっかり関わって決まったことは，他人事ではなく自分事です。その結果，会議で決定した事柄に対するコミットメントも強まります。研修では講師から教わったことだけでなく，そこから派生して自分で見いだした「気づき」や「学び」があることが，実際に学んだことを現場に活かそうとする意欲につながっていくのです。

◉ そもそも「参加」ってなんだ？

　「参加」という言葉はごく普通に使いますが，突き詰めて考えるとなかなか難しい側面があります。人によって「参加している」と思う基準は，さまざまであることが分かりますし，また，参加とは「している」「していない」にはっきり分かれるわけではなく，実際には参加度が「高い低い」のようにグラデーションになっているのだと思います。

◉ 参加度を高める

　では，参加度を高めるにはどうしたらいいでしょうか。「体験」と「相互作用」がキーワードになります。その場に「体験」や「相互作用」があると，人は参加しているという実感を得やすいのです。

　「体験」とは一方的に話を聞くだけでなく，五感や身体を使ってその場に関わるような行為があることです。研修で新しい技術を習得するときに，そのやり方を聞くだけでなく実際に器具を使って練習してみる，などはまさに体験ですね。

　会議においての「体験」は，少し想像しにくいかもしれませんが，コンビニエンスストアの新規弁当開発会議でしたらどうでしょう。実際に試作品を食べてみ

る，という味覚・視覚・嗅覚を活用する「体験」が欠かせない要素になっている
はずです。

　もう一方の「相互作用」ですが，これはお互いに影響を与え合うことで生まれ
ます。例えば映画を見て感動するのは影響を受けることですが，どんなに自分が
感動しても，見ている映画の内容は変わりませんから相互作用はそこにはありま
せん。自分が影響を与えることができない場では「参加していない」と感じる人
が多いようです。

◉ 相互作用をどこでどう生み出すか

　映画そのものと観客の間に相互作用は起きませんが，観客同士であれば相互作
用を生み出すことができます。例えば，映画を見た後に自分がどこに感動した，
どの場面が好きだった，などを話し合ったとしましょう。自分とは違う視点での
感想を共有することで，お互いに新しい発見や気づきが生まれれば，それは相互
作用です。

　参加型の研修では，講師の話を聞いた後に数人の受講者同士で感想を共有した
り，その内容を実際にどう現場で活用したらいいかを話し合ってもらうことをよ
くします。これはまさに，受講者同士での相互作用をねらっているからです。

　皆で話し合って何かを決める会議であれば，そもそも相互作用を起こすために
実施していると言っても間違いではありません。初めから答えありきであれば，
申し送りをすればいいわけで，意見を出し合う必要もありません。しかし活発に
意見を交換するべき会議でも，実際にはそううまくいっていない現状があるので
はないでしょうか。そこで必要になってくるのがファシリテーションのスキルな
のです。

◉ 参加型の場の必須条件

　ファシリテーションを活かした参加型の場が実際に機能するためにはいくつか
条件があります（図4-4）。

　まずは「場づくり」です。狭義では第3章で説明した「空間デザイン」なのです
が，広義では，人が集まるためのさまざまな準備全般を指します。前節（▶P090
〜）で触れた「目的・目標を意識して基本項目を確認する」ことも，この広義の

図4-4 「参加型の場」の必須条件

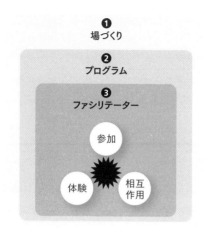

場づくりに当たります。参加型の場を機能させるための基礎の部分です。

そして「プログラム」です。4.1 にも記しましたが，プログラムとは「限られた時間で・目的に向かって・より効果的な・学びや創造が起こるような・流れ／仕掛け」です。

これは基礎の上に乗っている器のようなものです。この器をつくるプログラムデザインが重要なのです。

こうした「場づくり」や「プログラム」の準備があった上で，ファシリテーターがスキルを活用した会議や研修を進行していくわけです。

よい流れを生み出すプログラムの型

会議や研修は頻繁に行われるものですが，業務や作業を離れることになるので「非日常」に入ることになります。そんな時，いきなり本題に集中して話し合いを進めたり，新しい知識や概念を習得するのは難しいものです。

映画や小説では読者や観客をストーリーに引き込むために，いろいろな工夫や分かりやすい展開が存在しますが，会議や研修も同じことです。参加する人が自

然に集中して会議や研修に関わり，成果を生み出すための「よい流れ」が必要です。下記に「よい流れ」を生み出す3つの型を紹介しましょう。

❶つかみ→本体→まとめ

まずは前菜で胃袋を「つかみ」，そしてメインディッシュの「本体」をじっくり味わい，最後はデザートでしっかり「まと

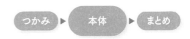

め」る。コース料理のような自然な流れで本題に対する集中を生み出し，結果を霧散させないように日常につなげていきます。

❷起→承→転→結

数多くの小説や映画がこの流れを使っているように，人の集中力を喚起し，そ

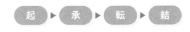

れを持続する効果がこの型にはあります。「承」から「転」の展開でメリハリをつけることが，創造的な結果や新たな「気づき」「学び」につながります。

❸共有→拡散→収束→共有

第3章（▶P059）でも紹介した，特に会議に有効な型です。十分な「共有」があって，初めてアイデアを広げる「拡散」が可能になります。十分な「拡散」があること

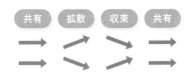

で，意見を絞る「収束」が生まれます。最後の「共有」は，日常での実行や活用につなげていく重要なステップです。拡散と収束の間にはクリエイティブ・カオス（創造的な成果につながる混沌）の時間があることも忘れてはいけません。

◉型を活用して内容をつくる

こうした型を活用することで，効率のよい効果的なプログラムデザインが可能になります。今回紹介した3つの型は別々のものというより，重なり合う部分が多いので，自分が使いやすい，企画をしやすいものを使っていただければよいと思います。

プログラムデザインマンダラの使い方

マンダラ型には訳がある

「限られた時間で・目的に向かって・より効果的な・学びや創造が起こるような・流れ／仕掛け」、つまり「プログラム」をデザインするためには、常に向かうべき方向を意識しながら流れを組み立てていく必要があります。

そこで便利なのが、目的[註3]を常に意識するために真ん中に据え、時計の文字盤のように時間の経過とプログラムの全体像を直感的に把握できるツール、中野民夫が考案した「プログラムデザインマンダラ」です。

図4-5は、まだ何も内容が書き込まれていないマンダラのフレームです。全体を4つに均等割りにして、時計回りによい流れを生み出すプログラムの型である「起・承・転・結」または「共有→拡散→収束→共有」が配置されています。

P101ではプログラムの型を左から右に流れる図でご紹介しましたが、それを円形に展開していることがとても重要で、こうすることでプログラムの目的と全体像を同時かつ感覚的に捉えることができるようになります。この円形が曼荼羅図に似ているので、「プログラムデザインマンダラ」(以下、マンダラ)と呼んでいます。

◉ 実例でイメージをつかむ

マンダラの使い方とその手順を細かく説明する前に、イメージをつかんでもらうために具体例を示しておきましょう(図4-6)。2017年3月に実施した「看護のためのファシリテーション講座」で実際に行ったワークショップでのマンダラです。

註3 実際には「アウトカム(Outcome:求める成果)(▶P104)を真ん中に書き込む。

図4-5 │ プログラムデザインマンダラ

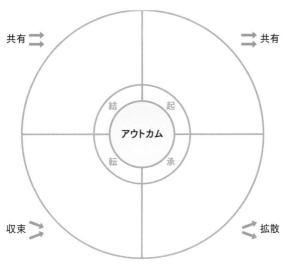

図4-6 │ マンダラの一例

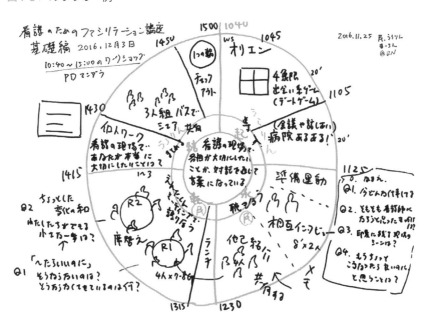

A4の白紙に手書きで円を書き，その真ん中にこのワークショップの目的を記入します。時計回りで起・承・転・結にはそれぞれ具体的に何をするのか，アクティビティの名前が書かれています。円の外側の余白も活用し，具体的な問いかけの文言などのメモがあります。

　時計の12時位置右側のスタートポイントには開始時刻の10時40分が，左側には終了時刻の15時00分が記載されていますので，ランチを挟んでこのワークショップが全体で4時間20分の長さなのが分かりますね。アクティビティごとにも線が引かれ，その区切りに時刻が記載されていますが，よく見ると起・承・転・結の時間配分は4分の1ずつではありません。

　さて，このワークショップの流れを文章で表現すると[註4]，まず10時40分に「オリエンテーション」から始まり，次に「出会い系ゲーム」「病院あるある」と続き，準備運動を挟んで「相互インタビュー」で4つの問いを聴き合い，「他己紹介」で共有。ランチを挟んで13時15分から「えんたくんミーティング」で2ラウンド，テーマを変えて語り合い，その後14時15分から「個人ワーク」で〈看護の現場であなたが本当に大切にしたいこと〉を考え，3人組の「バズセッションでシェア」し，最後に1つの輪になって「チェックアウト」で終わる，ということになります。

　マンダラと文章では，随分と印象が変わりますね。やはり，マンダラのほうが全体像を俯瞰することが容易なのが分かります。プログラムデザインの作業においては，全体を俯瞰しながら進めるほうが圧倒的につくりやすいのです。

参加者を主語にして「求める成果」を文章化する

　では，実際のマンダラの使い方を，順を追って説明していきましょう。

　最初に行う重要な作業がマンダラの真ん中に「目的」「目標」「ねらい」などを書き込むことですが，私はここに「アウトカム（Outcome：求める成果）」を書き込むことをおすすめしています。

　先に触れたように「目的」は最終的に到達したい地点ですが，1回の会議や研

註4　二重カギカッコの中は全てアクティビティの名称。アクティビティに関しては 4.9（▶P126〜）を参照。

修ではなかなか到達できないことが多いと思います。マンダラの真ん中に書き込みたいのは遠い目的ではなく，その「1回」でどこまで到達できるかという「目標」になります。その「1回ごとの目標」をさらにかみ砕き，参加型の場に適した「アウトカム」として表現することが，最初のステップです。

◉ 参加型の場をつくる

　企画者としての自分の「思い」を文章化することが重要と先に述べましたが（▶P085～），これは主語が自分自身になります。しかし，これからデザインするプログラムは参加型なので，あくまで主体は「参加者」です。そこで「アウトカム」は参加者を主語にして文章化します。それによって「参加型の場」の基礎をつくるのです。会議や研修が終わったときの「参加者の状態」を文章化するのがコツです。

　それでは，P085で触れた「思い」の例文をもとに考えてみましょう。「関係メンバーがもっと本音の意見を出し合うことで，今まで見逃してきた問題点を明確にし，看護や治療の質を高めたい」。この例文はカンファレンスなどの会議を企画する際の企画者の「思い」を書いたものですが，仮にこの会議がとてもうまくいったとしたら，参加したメンバーは会議が終わったときに，どんな状態になっているでしょうか。きっと，問題点が明確になり，次の一手ややるべき取り組みが見えてきて，意欲が高まっているのではないかと思います。

　そこでこの会議の「アウトカム」は「問題点が明確になり，解決への意欲がより高まっている」としてみます。もちろん，主語は参加した関係メンバーになります。単に「意欲が高まっている」ではなく，「意欲が・より・高まっている」にしているのは，現状においても全く意欲がないわけではないであろうことを，おもんぱかってのことです。

　もう1つ，この会議に込めた企画者の思いで重要なのが「本音の意見を出し合うこと」です。そもそも本音で意見を出し合うことが今までできていなかったことこそが，関係メンバー間の重要な問題点である，と認識していることがこの「思い」に現れています。ファシリテーションを活用して「本音の意見を出し合う」ことで，最終的に求める成果につながっていくと，企画者は考えているわけです。そこで，この会議で実際にやることを先ほどの「アウトカム」と合体させ

て，文章化すると，「本音の意見を出し合うことで問題が明確になり，解決への意欲がより高まっている」となります。

　このように「やること（行為）＋アウトカム」の形で会議の目的を文章化すると，この後のプログラムデザインをぶれなく行うことができます。やることが大まかに表現されていますから，アクティビティを選ぶ際のガイドになりますし，その結果どこに到達したいのかを間違うことがありません。さらに，参加者が主語なので，自ずとその内容も参加型になっていきます。また，この文章は実際に自分がファシリテーターとして本番を運営する際に，オリエンテーションのOARR の文言としても有効活用することができます。

　少し産みの苦しみがあるかもしれませんが，この文言が決まると後のプログラムデザインがとても楽になります。逆に，この「アウトカム」を明確に定めずに起承転結の展開を考え始めると，途中でプログラムデザインに迷いが生じ「あれ？ なんだったっけ」となることが多いので，ぜひ取り組んでください。

◉ アウトプットとアウトカム

　さて，P085 のもう 1 つの例文は，新人看護師の研修に込める企画者の思いでした。「新人看護師にはお互いの意見を出し合い聴き合う刺激を通じて，自分の看護観を早く確立してほしい」。ここには，この新人看護師研修で行うのは「意見を出し合い聴き合うことで刺激を受ける」ことであり，その結果「早く自分の看護観を確立してほしい」という企画者の思いがあります。しかし実際には看護観の確立はそう簡単にできることではありませんね。そこで，企画者が考えなければいけないのが，この研修を仮に 1 時間として，何を成果とするかです。

　1 時間の研修で看護観を確立することはできなくても「看護観を確立することの重要性」や「なぜ看護観が大切なのか」を実感することはできるかもしれません。もしくは看護観の確立につながる入口として，現時点での「自分が看護の仕事で大切にしたいこと」を，ある程度明確にすることは可能かもしれません。このように企画に込める思いや，参加者の立場の，使える時間や条件など，いろいろな要素を考えて，研修の「アウトカム」を設定していきます。 もっとも，看護観もしくは倫理などの深遠なテーマを扱う研修の場合は，成果の設定はなかなか難しいですね。なぜなら，本当にその成果が上がったかを判断しづらい場合が

あるからです。

　例えば「アウトカム」を「他者との意見交換を通じて看護観の重要性に気づき，もっと勉強をしようという気になる」とした場合，本当に勉強しようという気になったかどうかは本人の申告に頼るのみになってしまいます^{註5}。

　しかし，こうした「アウトカム」がよくないわけではありません。会議においても具体的な結論が出なくても「十分に意見が言えてすっきりする」ことを成果に設定することも可能です。実は，こうした幅の広さが「アウトカム」のいいところでもあります。必ずしも結論が出なくても，考えが深まったり，頭が整理されたりするだけで，いい結果につながることは多いものです。ついつい欲張って，到達できない目標や獲得できそうにない成果を設定してしまうより，現実的な求める成果を設定したほうが充実感も得られるものです。

　一方，成果をより分かりやすくしたい場合は，「アウトカム」をより具体的な「アウトプット」として設定するのがいいでしょう。「アウトプット」とは生産すること，産出物といった意味なので，目に見える形を伴うイメージです。

　例えば図 4-6（▶P103）で紹介しているマンダラの「アウトカム＝看護の現場で各自が大切にしたいことが，対話を通じて言葉になっている」は，そのまま「アウトプット」になっています。「対話を通じて」がやることの内容で，「大切にしたいことが言葉になっている」が「アウトカム」ですが，文章化することで，目に見える「アウトプット」になるわけです。

アウトカムの構造

　現在いる地点からある地点に到達したいとき，何らかの行為をしないといけません。ある行為を通じて，本当に目標に到達するには成果を明確にしなければいけません。今まで説明してきた「アウトカム」の文章化とは，この行為目標と成果目標の掛け合わせを表現したものになります。加えて，参加型の主体である「参加者」を主語にして考えることで，マンダラの中心部をより明確にしていく

4.5 プログラムデザインマンダラの使い方

註5　自己申告以外の方法としては，宿題を出して看護観に関する書籍の感想文を提出してもらうことなども考えられるが，研修の時間内において難しいところだ。

図4-7 行為目標と成果目標の関係性

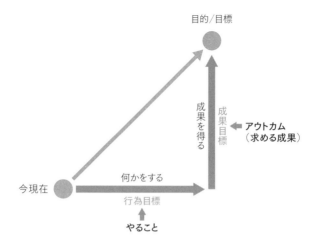

のです。

　会議や研修もこのように，行為目標と成果目標に分解してみることで，その中身と目的が具体的になっていきます。図4-7は今現在から目的・目標に到達するまでの行動を，「行為目標」と「成果目標」に分解したものです。

　ここでひとつ気をつけたいのが，「アウトカム」は会議の議題や研修のテーマと同じではないということです。議題やテーマの多くは「○○について」などのように，考察や学びの対象になる事柄を示すことが多いですが，ある一定の時間でどこまでいくのか，その議題やテーマに関してどんな成果を得たいのか，どんな「アウトプット」を生み出したいのかまで示されてはいません。

　ですから，どんな会議や研修でも，議題・テーマとは別に「アウトカム」を設定しなければいけません。

起・承・転・結の
ねらいを定める

「起・承・転・結」の各パートのねらいを考える

　マンダラの真ん中に「アウトカム（Outcome：求める成果）」を書き込んだら，「起・承・転・結」や「共有→拡散→収束→共有」の流れ（▶P101）に沿って，プログラムを具体的に組み立てていきます。まずは全体で使える時間を見間違わないために，始まりと終わりの時間を書き込み，この後はしばらく時間配分のことは忘れて，各パートの内容と，そのねらいに意識を集中させます。

　ここでは P107 に記載した新人看護師研修のアウトカム「他者との意見交換を通じて看護観の重要性に気づき，もっと勉強をしようという気になる」を使って，「起・承・転・結」の流れで具体的に考えていきたいと思います。

　仮にこの研修を，複数の関連する病院に配属された 50 人程度の新人看護師が，4 月の中旬に一堂に集まって半日（3 時間）で実施するものとします。あなたは，教育担当としてこの研修を企画し，実施する立場だと思って一緒に考えながら読んでください。

◉「起」のパート

　新人でなくても，知らない人同士が集まる研修は緊張するものです。できるだけ早めに緊張を解いて，リラックスして受講してほしいところです。また，せっかくの機会ですから参加者同士がお互いを知り合って，親近感を持ってほしいとも思います。同時に，なぜこの研修が重要なのかをしっかりとこのタイミングで確認し，研修に向けての意欲が高まるといいですね。

　そこで「起」のパートで起こってほしいことは「研修の主旨が十分理解できる」「よけいな緊張がほぐれて適度にリラックスできる」「研修に対する意気込み

が高まる」としておきましょう。これはそのまま「起」のパートの「ねらい」でもあります。

◉「承」のパート

新人だけにテーマである「看護観」に対する知識は当然少ないでしょうから，知識の提供も必要ですね。ただし，アウトカムにある「看護観の重要性に気づき」につながるためには，単に「看護観とは」といった紋切り型の講義を聞くことよりも，「看護観があるのとないのとでは，仕事がどう変わるのか」を確認して「へぇ～そうなんだ，看護観」と思ってもらえるような工夫をしたいところです。そこで「承」のパートの「ねらい」は「看護観に関して意外な発見をする」としましょう。

◉「転」のパート

ここは言葉通りに「転じる＝チェンジする」場面ですので，受け身ではなく参加型の醍醐味である「相互作用」を通じて，看護観に対する自分の意見を確認したり，相互に考えを深めてほしいですね。アウトカムにも「他者との意見交換を通じて」という文言がありますので，まさにこのパートで起きてほしいのは「意見交換と相互作用で看護観に対する認識を深める」ことだと思います。

◉「結」のパート

最後の「結」は「むすぶ」ですから，自分なりにしっかりと研修を締めくくってもらいたいと思います。翌日からまたスタートする自分の看護の現場に活かせる何かを研修の学びから持ち帰り，アウトカムにある「もっと勉強をしようという気になる」が，実際の行動につながるようなアクションプランになっていることが理想的ですね。

こうして「起・承・転・結」ごとの「ねらい」を大まかに決めたら，マンダラの円の外側にメモとして書いておくと便利です。

肝心な「始まり」と「終わり」

　この後は，アウトカムと各パートのねらいを意識しながら，具体的に何をするのか，どんなアクティビティをするかを，マンダラの中に思いつくままにメモしていきます。その際，「始まり」と「終わり」はするべきことが決まっている場合が多いので，最初に書き込んでしまうことをお勧めします。

　「始まり」は，会の性質によって違ってきますが「開会のあいさつは必ず看護部長が行うことになっている」といった慣習があるような場合は，しっかりこれを入れ込んでおく必要があります。あまりだらだらと話されては困りますがランクの高い人があいさつをすること自体は，研修にとって悪いことではありません。緊張も生み出しますが，それだけ価値ある時間だと参加者に印象づけることもできるからです。そこで最初の看護部長の「開会のあいさつ」を3分間と決めて書き込んでおきます。

　開会のあいさつの次に必ず入れなければいけないのが「オリエンテーション」です。会議でも研修でも，参加型の場づくりにおいては「オリエンテーション」はとても重要です。

　オリエンテーションの OARR に関しては第3章の 3.3（▶P063〜）を参照してください。

アウトカムと整合性のある「終わり」方を

　「始まり」は研修や会議の場を充実させるためにとても大切ですが，その会議や研修が本当に成果をあげて日常に活かされるかどうかは，「終わり」方に左右されます。その基本は設定したアウトカムと整合性があること。この事例においては「もっと勉強したくなる」というアウトカムを具体的なアクションにするために「明日から取り組むことを書き出し，参加者で共有する」ようなアクティビティがいいかもしれません。

　それ以外にも，最後に感想を一言ずつ発表して共有する「チェックアウト」や，

聞き漏らしたことを確認したり疑問を解消する「質疑応答」，アンケートの記入や閉会のあいさつなど，必ずやっておきたいことや決まり事があると思います。これらも項目もマンダラの最後の部分にメモしておきます。

⦿ 時間を割り当てる

さて，これで「始まり」と「終わり」はだいたい決まりましたので，ここで時間を割り当ててみましょう。

「始まり」では開会のあいさつに3分，オリエンテーションに7分で合計10分。「終わり」の「明日から取り組むことを書き出し，参加者同士で共有する」は，1人で考えて書き出すのに5分，それを小グループで共有し相互にアドバイスをし合うのに15分程度で合計20分。チェックアウトは，50人全員で実施するのは現実的には難しい[註6]ので割愛し，「質疑応答」は最後ではなく随時受けるようにする。締めのメッセージやあいさつで5分，アンケートの記入は終了後とします。そうすると「始まり」10分，「終わり」25分で合計35分となり，全体で3時間＝180分ですので，あと145分使えます。

⦿ やりたいアクティビティや問いを考えながら配置する

図4-8は，今回設定した内容で私が考えたプログラムデザインのマンダラです。実行はしていませんが，実際に依頼が来たときと同じように真剣に考えていますので，とてもリアルなものです。字が汚くて本当に申し訳ありませんが，そもそもマンダラは企画メモなので，自分が分かればさほどきれいに書く必要はありません。私の場合はマンダラをベースに，最終的にはExcelで進行表にまとめることが多いので，マンダラはいつもこんな感じです。これでも書籍用に丁寧に書いているので，実際はもっとラフです。

「始まり」と「終わり」を決めたら，各パートにやりたいアクティビティや内容を書き込んでいきます。どんな順番で埋めていってもかまいません。円を4つに分けているのは「起・承・転・結」の「ねらいの区切り」であって，時間の長

註6 仮に1人が感想を言うのに15秒使うとして50人で750秒＝12.5分。多少押して15分。自分以外の49人分の感想を15分近く聞き続けるのは，なかなかしんどいし時間もかかりすぎるので，あまり現実的でないと判断した。

図4-8 「看護観研修」のプログラムデザインマンダラ

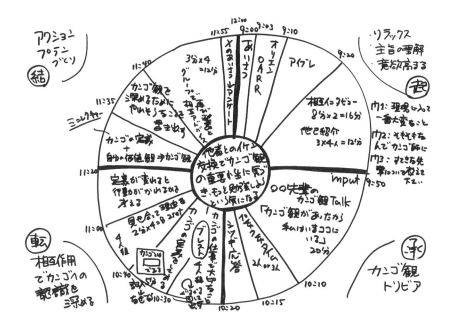

さを示すものではありません。まずはやりたい内容やアクティビティがどこの
パートに有効かを考えて書き込み，あとから必要な時間を計算します。余談です
が，書き込むときは鉛筆や消せるボールペンを使った方がいいですね。この図で
も実際には何度も消したり書いたりしています。

流れを意識して
プログラムを組み立てる

「起」のパート

　では順番にマンダラ（▶P113 図4-8）を見ていきましょう。

　オリエンテーションのOARRの次（9時10分〜）に「アイブレ」と書いてあるのは「アイスブレイク」の略です。緊張している様子を張り詰めた氷に例え，それを「ブレイクする＝壊す」の意味で，緊張をほぐすようなアクティビティ全般を示しています[註7]。「起」のパートでよく使いますが，何をするかは全体が見えてから考えることにし，だいたい10分ぐらいでやろうと決めて記入しました。

　次は「相互インタビューと他己紹介」（9時20分〜）です。P102で紹介したワークショップでは「承」のパートで使っていますが，ここでは「起」のパートで使います。1対1で話を聞き合う「相互インタビュー」は，知らない者同士が多い中でも，じっくりとお互いを知り合うことができるので，安心感が生まれます。また，丁寧に話を聴き合う土壌もつくってくれるので，私が，「起」のパートで使う定番と言ってもいいアクティビティです。ポイントはインタビューの「問い」をどうするかですが，今回は次のような問いを考えました。

問1：実際に看護の現場に入ってみて，一番大変なことって何ですか？
問2：そもそもあなたが看護師になったのはどうしてですか？
問3：配属先にいる素敵な先輩のことを教えてください。

　新人同士で慣れなくて大変な様子を共有したり，看護観の原点につながる自分

註7　アイスブレイクは専門用語なので，私は参加者に伝える時は「ウォーミングアップをします」などと言い換えている。

が看護師になった理由や，すでに看護観を確立しているであろう素敵な先輩に意識を向けてもらうことで，お互いの共感を育んだり，おのずと研修内容に意識が向くように問いの展開をつくっています。

「承」のパート

「承」のパートでは，「起」で生み出された土壌を引き継いだ上で，研修のテーマである「看護観」にぐっと意識を向けていきたいと思います。

知識や経験の少ない新人看護師が，興味を持って「看護観に関して意外な発見をする」ためには，どんな内容がいいかを私なりに考えてみました。その結果，権威ある専門家が講義をするよりも，同じ看護職の先輩が実体験に基づいて看護観について語った方が，より新人看護師には響くのではないかと思い，マンダラには「○○先輩の看護観トーク—看護観があったから私はいまここにいる」と書き込みました。

新人にとって身近な存在と言えば，2〜3年目の看護師でしょうか。自分とさほど歳の離れていない看護師が看護観の大切さを語る姿を見て，きっとよい刺激になることと思います。

参加型の研修においても，こうした話を聞く時間＝「インプット」は，重要な役割を果たします。インプットの内容は参加型のパートにも強い影響を与えますので，企画する立場としては十分に意識を向けたいところです。自分がメインファシリテーターを務める研修であれば，インプット自体は別の人が担当した方がメリハリが効いていいように思います。

インプットの時間の後には，「ぺちゃくちゃタイム」を設定しました。「ぺちゃくちゃタイム」とは，環境教育におけるファシリテーションの第一人者である川嶋直さんが考案した言葉で，インプットの後に，2〜3人の少人数で気軽に感想を共有する時間のことです。

話でも映像でも，情報を受け取りながら人はいろいろなことを感じたり考えたりするものです。しかし多くの研修では話を聞いたらそのまま終わってしまったり，もしくはいきなり質疑応答の時間となり参加者からあまり質問が出ない，といったことがよく起きます。これはとてももったいないことです。

せっかく受け取った情報を自分自身の中に落とし込むためには，感じたことや考えたことを一度口に出すこと＝「アウトプット」がとても有効です。それによって自分の頭も整理されますし，他者との感じ方との差を通じて，自分自身を相対化することができます。「ぺちゃくちゃタイム」はほんの短い時間ですが，インプットの時間をより効果的にするための参加型のとてもいい工夫でもあります。

「転」のパート

　参加型の場において「転」のパートはとても重要です。その名のとおり，その場の雰囲気がガラっと変わるような展開をもたらす効果があります。この「転」がうまくいくと参加者の集中がぐっと強まり，「結」までいい流れでつなげていくことができるからです。

　「起」や「承」では「話をよく聴く」など，どちらかというと受け身の要素を中心に構成することが多いのに比べ，「転」のパートでは「話し合う」「発表する」など，能動的な関わりを求めるアクティビティをよく使います。

　私もその原則に従って「起」「承」までは，ある意味，安全な展開をつくりましたが，「転」では，かなり頭を悩ませました。

アウトカムに立ち返る

　アイデアが行き詰まった時に立ち返るのは，やはりマンダラの真ん中に書かれたアウトカムです。この研修のアウトカムは「他者との意見交換を通じて看護観の重要性に気づき，もっと勉強しようという気になる」ですから，他者との意見交換，つまり話し合いをする必要があります。

　いったい何を話し合えば，看護観の重要性に気づき，もっと勉強しようという気になるのでしょうか。「承」のパートのインプットでもそれなりの気づきがあるでしょうし，ぺちゃくちゃタイムでも話し合いはしていますから，そのままの流れで行くと「転」にはなりません。

　「承」で聞いた看護観はある意味他人の看護観です。そこにいい気づきがあっ

たとしても，「では，あなたの看護観は？」と聞かれて，すぐに答えられるようでしたら，研修の必要もありませんよね。やはり「看護観」をもっと自分に引き寄せて，新たに捉え直すステップが必要です。そのために「看護観」を因数分解して，もっと平易な言葉を使う，言い換えると看護観のもうちょっと手前から始めて話し合うのはどうだろう，というアイデアを思いつきました。一度「看護観」という難しい言葉を忘れて話し合うことで，逆に看護観に近づいていく。そんなアプローチです。

　そこで「看護の仕事で大切なこと」をテーマに話し合ってもらうことから始めようと考えました。文章にすると別にどうということもないのですが，私にとってはこれが重要な発見でした。看護の仕事を続けるうちに「大切」だと思うことが積み重なって，その人なりの概念的な「看護観」が形成されていくのではないか，そんな仮説を立てたわけです。

　「看護の仕事で大切なこと」という問いのよいところは，仕事を始めてすぐの看護師でも答えられることです。経験が浅くても，仕事は仕事です。今回の研修は新人看護師が対象ですから，あまり深く考えずに，とにかく「看護の仕事で大切なこと」から連想されることをどんどん出してもらうことにしました。マンダラには「4人組でぐるぐる回して出す」「ブレスト」と書いてあります。あまり考えずに強制的にゲームのように，思いついた言葉を順番に言っていきます。

　もし，あなたが「看護の仕事で大切なことは」と聞かれて正解を1つだけ言え，と言われたら，慎重になって考え込んでしまいますよね。でも「合っているとか間違っているとか関係なく，思いついたことをどんどん言ってください」と言われれば，出しやすいのではないでしょうか。私の想像では「体力」「持久力」「優しさ」「思いやり」「厳しさ」「時間厳守」「引きずられない精神的タフネス」「注射の技術」「医師をうまく動かす話術」など，いろいろと出てきました。これを「もう思いつかない！」というぐらい何回も繰り返し回すうちに，自分だけの考えを超えて，いろいろな視点から「看護の仕事」を俯瞰する感覚が得られるのではないかと思ったわけです。

図4-9 ワークシートの見本

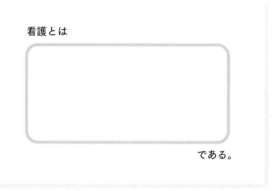

看護とは

である。

自分の考えを「形」にする

やや無責任に「大切なこと」について出し合った後は，それをもとにいったん自分の考えを「形」にするために，ワークシートに書き込んでもらうことにしました（図4-9）。

ブレストのテーマが「看護の仕事」なのに対し，ワークシートではあえてより抽象的な「看護」という枠組みを提示し，メインテーマである「看護観」という概念的なものに思考を向けてもらう工夫です。いわば，看護とは何かという定義づけですね。

ブレストでは質より量でしたが，反対にここでは思考を深めてもらい，書き込めるのは1つです。1人でじっくり考えて，短い文章で穴を埋めてもらいます。「起」「承」と続き，「転」でのブレストというステップを踏めば，その人なりの「看護の定義」らしきものが出てくるはずです。これこそが，プログラムデザインの効果だと言えるでしょう[8]。

註8　実際にはこの研修は実施していないので，あくまで想定である。ちなみに，自分自身ならどう答えるかを想像してみた結果，「看護とは『さまざまな矛盾を乗り越えながら，目の前の患者さんのために最善を尽くす崇高なる行為』である」となった。

個人の考えを対話で共有する

　個人でじっくり考えた後は再び話し合いを通じて，お互いに触発し合えるような時間をつくります。ここで選んだのはグループサイズ4人。じっくりと話し合える人数でありながら，ワークシートの回答に，ある程度のバリエーションが期待できるからです。

　発表方法は，自分が書いた看護の定義を読み上げた後に「なぜなら……」と理由を語ってもらうことにします。じっくり考えた後に，とっさに出てくる言葉は，本人の本音をストレートに表現している可能性も高いですし，結果と理由の両方を述べることで，論理的な思考を後押しする効果もねらっています。

　1人2分の発表×4人で8分。発表が一回りしたら，組替えをして違うメンバーで同じことをもう1回します。これで，自分以外の6人の看護師から看護の定義とその理由を聞くことができます。その結果，多様な他者との意見交換を通じて自分の考えを深めることができるだろうとの目論見です。

　ある程度の看護の定義の多様性に触れた後，さらにもう一段，思考を深める話し合いを設定しようと思いました。マンダラには「定義が変わると行動は変わるかを考える」とだけ書いてありますが，もう少し丁寧に書くと「看護の定義に従って看護の仕事をしているとしたら，その定義が変わったとき，看護の仕事をする際の行動も，それに従って変わるのだろうか，を考える」という意味です。これは私が看護観に対してもともと持っていた疑問である「看護観が変わると看護の仕事はどう変わるのだろうか？」につながるものです。まさに企画者の思考が反映されたテーマですが，参加者もそのあたりを深掘りすることで，看護観の重要性に改めて気づくのではないかという想定です。

　実はまだこの段階では細かいアクティビティの進め方は決まっていません。やるべき方向性だけをマンダラに書き込んでおき，プログラムデザインを「結」のパートに進めることにします。

4.7
流れを意識してプログラムを組み立てる

119

時間を調整しながら，プログラムの精度を高める

「結」のパート

　「転」のパートで得た学びや気づきを日常に持ち帰り，研修の成果をできるだけ持続するためには，「結」のパートでの工夫が大切です。この研修における「結」のねらいは，「もっと（看護観を）勉強したくなる」気持ちが実際の行動につながるような「アクションプランになっている」ことでした。

　アクションプランといってもその精度・深度はさまざまですが，この研修ではまず何から勉強に手をつけるか，もしくは特に何を意識して看護の仕事に臨むのか？ の「始めの一歩」を決めてもらう，といったレベルに設定しました。

　研修の時間は限られていますし，細かい計画などの作成はやはり個人作業の性格が強いものです。それよりも，お互いを励まし合ったりアドバイスを与え合うといった相互作用をうまく活用し，それぞれが研修終了後の作業や自己研さんに対するモチベーションを高めるようにすることが，参加型の上手な活用方法と言えるでしょう。

　さて，ここで改めて「結」の流れを確認していきましょう。「転」の最後は，「看護の定義が変わると自分の行動（仕事）はどう変わるのか？」をテーマに対話をする時間でした。このアクティビティの細かい進め方はまだ決めてはいませんが，話し合った結果，かえって「看護観」というものが難しくなってしまう可能性があるなと予測しました。難しい概念を理解する過程では，理解が始まった分，その奥深さが見えてきて，かえってモヤモヤしてしまうのは，よくあることです。

　そこで，「結」の一番初めには参加者の理解を後押しするためのインプットとしてミニレクチャー「看護の定義＋自分の価値観＝看護観」を書き込みました。参加者が自分の頭を整理するためのヒントになるような考え方を提供することで，

図4-10 「看護観研修」のプログラムデザインマンダラ

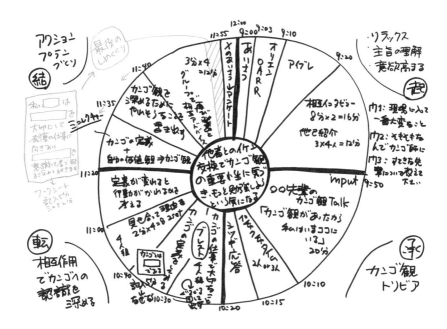

次のアクションプランを考えやすくするのがねらいです。ここは特別な話し手に依頼するのではなく，ファシリテーターが講師役を兼ねて短く話すことでもよいように思います。内容としても，「転」パートでの各アクティビティで行ったことが自分の看護観の形成につながっていくことを説明する，といったことでよいでしょう。

マンダラ（図4-10）では15分を当てていますが，プログラムデザインをこの段階まで進めたら，15分は少し長いように思います。こうしたアクティビティに使う時間の当て込みは，全体のバランスを見て調整するようにします。

アクションプランづくり

◉ たくさん書き出して後で絞り込む

「結」の成果，つまりこの研修全体のアウトプットにつながる，アクションプ

ランづくりに移ります。まずは思いつくままに個人作業で「看護観を深めるために自分でできそうなこと」を白紙にたくさん書き出します（図4-10のマンダラの11時35分から始まるパート）。この作業はあくまでも研修終了後の個人的な行動に直接つながることなので，個人での作業にします。いわば，「1人ブレスト」です。

　この「思いつくままにたくさん書き出す」という進め方には2つのねらいがあります。1つは，自分の考えを自分で否定しないくせをつけるためです。受験や学校教育で正解は1つ，とすり込まれてきたせいでしょうか。私たちは，無意識に「何が正解か？」を求めてしまったり，せっかく頭に浮かんだアイデアを「これではダメだ」と頭の外に出す前に消してしまうことが，とても多いように感じています。自分の中で生まれたアイデアを自分で否定する前に，とにかく全部書き出すわけです。

　もう1つはアイデアを広げる発想力のトレーニングです。1つ目と関連していますが，強制的にたくさんのアイデアを出すことで，参加する皆さんが発想するチカラを解放してほしいとのねらいがあります。

　私はよく，時間を区切った上で「最低15個以上書き出す」という指示を出します。実際には15個に到達する必要はないのですが，数を提示してプッシュすることで，そこそこの数が出てきます。こうして自由な発想でアイデアをたくさん書き出した後に，「最もよさそうな3つを選ぶ」といった作業をしてもらいます。

　この，たくさん出して後から選ぶ，という順序もとても大切で，「よい流れを生み出すプログラムの型」の「共有→拡散→収束→共有」（▶P101）とも共通しています。よいアイデアや結論はきちんと「拡散」を経ないと生み出されない，という経験則に基づいています。

◉「相互アドバイス」で励まし合う

　マンダラの11時40分以降には「（グループ内で）発表と相互アドバイス」「3分×4＝12分」と書かれています。これは4人組になって1人が前のパートでたくさん書き出した「看護観を深めるためにやれそうなこと」と，そこから「選んだ3つ」をグループ内で発表し，それに対して他のメンバーが「それだったら，

こういうこともいいね」「私はこんな本を読みましたよ」などとアドバイスをする，というアクティビティです。互いにアドバイスをし合うので「相互アドバイス」や「相互コンサル」などと呼んでいます。

1人の持ち時間は3分しかないので，発表が1分，それに対するアドバイス2分で合計3分。これを順番に回していくと3分×4回で12分になるという計算です。やり方の説明（インストラクション）などでも時間はかかるので，その分を含めマンダラでは15分を確保しています。

1人あたりの時間3分が短いなと思ったらグループサイズを3人にすると，1人に4分かけることができます。ただし，自分以外の発表に触れる人数が，3人から2人に減ってしまいます。1分間長くして3人でやや丁寧にやるか，4人組で早めに回していくか，選択に悩むところです。

4分×3人でも，3分×4人でも，あまり差がないように感じるかもしれませんが，限られた時間をどう使うかを考えるプログラムデザインにとってはとても重要なポイントで，私はしょっちゅう悩んでいます。

◉ 締めくくり方を再考する

「相互アドバイス」の後は「締めのあいさつ」「アンケート」になっていますので，実質的には「相互アドバイス」で研修のアクティビティは終了です。これだと，せっかくの研修の成果を具体的な形にして持ち帰るには，尻切れトンボな気がするので，最後の締めくくりの何かをプラスして実施したほうがいいなとこの段階で思いました。

先にも書きましたが，11時20分から始まるミニレクチャーに15分かけるのは長い気がするので，半分程度の7分ほどに短縮して，余った時間を相互アドバイスの後の「最後の締めくくり」に回すことにします。

さて，この締めくくりですが，研修後に各自が「自分の看護観」を深めるモチベーションにつながらないと意味がありません。そこで，研修を総括して自分が持ち帰れるような言葉を書き込むワークシート（図4-11）を作成して5分で記入，そのワークシートを今まで話していない人と2人組になって短い時間で紹介し合うことにします。

ワークシートは穴埋め式にして，書き込むことでおのずとこの研修を総括でき

図4-11 ワークシートの一例

私， [   ] は，

[   ] を

大切にして看護の仕事に向き合い，

[   ] を

意識して，看護観を深めていきます。

るようなものにしました。ワークシートを書き上げたら，それを持って全員が立ち上がり，歩きながら相手を探して2人組をつくったところでお互いのワークシートを確認し合うといった方法です。立ったままで紹介し合う方法なので話も短く済みますし，うまくファシリテーターが促せば，数分でも2〜3人とワークシートを見せ合うことができるはずです。50人が一斉に動き始めるので，わいわいがやがやとエネルギー感の高まった時間になると予想できます。

このワークシートは自分が自分のために贈るエールのようなものなので，各自が自分のものを持ち帰らないと意味がありません。主催者側が提出を求めるような場合は，コピーをとって原本は本人に返すようにしたいものです。

最後には自分の席に戻ってもらい，しかるべき人に締めのあいさつをしてもらい，閉会。その後アンケートへの記入で終了です。

マンダラを使う手順のまとめ

起・承・転・結の各パートに書かれた内容の意味や，どうしてそうなったかを筆者の頭の中を書き出しながら説明してきましたが，これでプログラムデザインが9割がた完了しました。ここで改めて，マンダラを使う手順をまとめておきましょう。

STEP-0 7W3Hで基本要件を確認する

図4-2（▶P093）を使い，マンダラによるプログラムデザインを始める前に基本要件をはっきりさせておきます。

STEP-1 マンダラの真ん中にアウトカムを書き込む

その研修が終わったときに，参加者がどんな状態になっているのが望ましいのかを，分かりやすい文章にしてマンダラの真ん中にしっかりと書き込みます。参加型の基本である参加者主体を体現するために，主語は参加者です。

STEP-2 起承転結のそれぞれのねらいを大まかに設定

細かいアクティビティを当て込んでいく前に，それぞれのパートで起こってほしいこと＝ねらいを欄外かアウトカムの外側に書き込んでいきます。

STEP-3 始め方と終わり方をまず決める

決まり事が多くて，ある程度押さえておきたい定石が存在する始まりと終わりのアクティビティを，プログラムデザインの初めのうちに決めておくと，後が楽になります。

STEP-4 ねらいに応じたアクティビティを書き込んでいく

初めはあまり決め込まずに，やりたいな，これ.がいいかなといったアクティビティをマンダラの各パートに書き込んでいきます。大事なことは，各パートで設定したねらいにそのアクティビティが適しているかです。

STEP-5 時間を割り振りながら全体を調整する

全体の構成を見て足りない部分があれば加え，必要のないものは削っていきます。各アクティビティに必要な時間も確認し，無理なく運営ができるよう調整します。

アクティビティの選択と開発

「なぜ」「なにを」「どのように」を意識してアクティビティを開発する

　看護観の研修のプログラムで，細かいアクティビティまで決めていないパートが２つありました。１つは９時10分〜９時20分のアイスブレイク（ウオーミングアップ），もう１つは「転」パートの最後，11時からの「定義が変わると行動は変わるかを考える」でした。本節では，この２つを題材にアクティビティの選択と開発について，考えていくことにします。

　アイスブレイクに限らず，アクティビティのインストラクション（指示出し説明）を的確にするために必要な要素が「なぜ」「なにを」「どのように」の３点です。ですから，開発をするときもこの３点を意識することが重要です。加えてポイントになるのが「グループサイズ」と「問い」または「お題」です。例えばアイスブレイクの「なぜ」は，「緊張がほぐれて研修に参加しやすくなる」です。

◉ 笑いが漏れるアイスブレイク

　使える時間は10分，参加人数は全体で50名です。緊張をほぐす特効薬は "笑い" です。思わず，笑い声が漏れてしまうようなアクティビティがいいですね。私がよく使う，必ず笑いが漏れるアイスブレイクを２つ紹介しましょう。

　まずは「後出しジャンケン」[註9] です。２人組になりジャンケンをするだけですが，やり方に少しだけ工夫がいります。まず，先攻と後攻を決めます。先攻が「ジャンケンポン」と言いながらグー・チョキ・パーのいずれかを出した後，後

註9　「後出しジャンケン」は，博報堂の兎洞武揚さんが実施しているのを体験して，その後，自分なりにアレンジして使っている。

攻は後出しでわざと負けます。これだけのことですが，実際にやってみると後出しで負けるのは意外と難しく，勝手に手が動いて勝ってしまうことがままあります。そこで，後攻の人が「あれれ」と思わず笑ってしまうというわけです。

もう1つは「コミュニケーション肩揉み」[註10] です。全体の半分の人に立ってもらい，座っているだれかの後ろに行って，前の人の肩をしっかり揉んでもらうように伝えます。これにもルールがあって，揉む人は積極的に座っている人にねぎらいの声をかけながら肩を揉む。揉まれる人は遠慮せずに，どこを揉んでほしいか，強さややり方について要望を出す代わりに，気持ちがよいことを伝える，というものです。2〜3分と時間を決めて，しっかり肩揉みしてから役割を交代します。直接身体のふれあいがあるので，場合によっては使えないこともありますが，私の今までの経験では，確実に場が盛り上がって和みます。

どちらのアイスブレイクも10分もあれば十分に実施できる便利なものです。

⦿ 自己紹介を兼ねたアイスブレイク

緊張をほぐすのがアイスブレイクの第一の目的なので，前述のようなものも悪くありませんが，ここでは自己紹介的な要素を入れた「お互いを知り合う」アクティビティを考えてみたいと思います。

皆さんは，自己紹介というとどんな方法を想像しますか？　一般的な自己紹介は1人ずつ順番に名前や自分の説明をしていくやりかたですね。ただし，この研修は参加者が50人いますので，1人1分話せば50分，30秒でも25分かかってしまうので，現実的ではありません。仮に時間をたくさん使えたとしても，自分以外の49人の話をだらだらと聞かされるのは，かなり退屈ですし，集中力が持続しません。また，人によって紹介する内容がまちまちになってしまうことも予想されます。

そこで考えるべきポイントは「グループサイズ」と「問い」または「お題」です。例えば50人を10人グループ5組に分けて，1人1分ずつの自己紹介をすると，全員の自己紹介は聞けませんが，自分以外の9人の話を聞くことができ

註10 「コミュニケーション肩揉み」は，Be-Nature School スタッフの長谷部雅一が開発したアイスブレイクで，私も保育士・幼稚園教諭の研修でよく使っている。

ます。自由に1分間自己紹介してもらってもかまいませんが，ここで考慮するべきことはこの後に実施する「相互インタビュー」の「問い」です[註11]。2人組でじっくりと話を聞き合う時間がすぐに控えているので，その時の「問い」とは違うものに，自己紹介で話す内容をあらかじめ設定しておくことで，次のアクティビティへのよい流れをつくることができます。

　ちなみに，この段階では，深く考えなくても簡単に答えられるような「問い／お題」を選ぶのがよいでしょう。例えば「生まれた場所と育った場所は？」「いま気に入っているスイーツは？」といった，他愛もないけれどその人のパーソナリティが見えてくるようなものです。こうした「問い／お題」を何個かあらかじめ決めておいてファシリテーターが提示し，参加者にはそれに従って話をしてもらえば，10分という限られた時間内で楽しく自己紹介ができる可能性が高まります。

適した空間デザインを考える

　すでにお気づきかもしれませんが，今まで紹介したアイスブレイクは，実施する際の参加者の動きが全て違います。

　「後出しジャンケン」は途中で相手も変えますので，全員が立ち上がって何もないスペースで行うのが最もやりやすいですね。「コミュニケーション肩揉み」は，どんな空間デザインでも実施は可能ですが，立った人が誰の後ろに行くかは，その時の空間デザインによって組み合わせの工夫が必要です[註12]。

　10人の自己紹介では，いすだけで丸く座っているイメージでしょうか。ただし，オープニングの空間デザインが，机といすがズラッと並んでいる「スクール型」の場合は，アイスブレイクの時にいすだけの10人組をつくるのは，少しやっかいですね。研修室がとても広くて，半分は何もないスペースをつくっておけば，各自がいすを持ってそちらに移動することもできますし，場合によっては

註11　相互インタビューの問いは次の3つ（▶P114）。「問1：実際に看護の現場に入ってみて，一番大変なことって何ですか？」「問2：そもそもあなたが看護師になったのはどうしてですか？」「問3：配属先にいる素敵な先輩のことを教えてください」
註12　実際に誰の後ろに立ってもらうか，移動をする際の指示の仕方に工夫が必要になる。

立ったままでもよいでしょう。ただしそこまでスペースがない場合は机を動かす必要があります[註13]。

空間デザイン（▶P051）はアクティビティの内容やファシリテーションのインストラクションにもかなりの影響を与えます。アクティビティを具体化する段階では，どんな空間デザインを使うのか，どのタイミングで変えていくかも同時に決めておく必要があります。マンダラか進行表に，アクティビティに対応する空間デザインを必ず記載しておきましょう[註14]。

逆に空間デザインに引っ張られて，アクティビティの詳細を決めることもあります。オープニングから長机を2つ合わせた6人がけのアイランド型を使うのであれば，そのアイランドの6人で自己紹介をするといった方法になりがちです。それも間違いではありませんが，私は，いすだけの扇型でスタートし，アイスブレイクの時は自由にいすを動かせるようにしておくことが多いです。アイスブレイクのタイミングで動きのあるアクティビティを入れておくことで，その後の研修参加への積極性を高めることができると実感しているからです。

じっくりと個人作業でワークシートに記入するような場合は，そのタイミングで部屋の隅に片づけておいた机を出して使うこともあります。そうでなければ，あらかじめ1人に1枚クリップボードを配り，机がなくてもワークシートに記入しやすい環境を準備します。

どんな空間デザインでスタートするにしても，参加型の研修の場合は，一方的に話を聞く講演型の場合よりも，かなり広いスペースを確保することをお勧めします。また，途中で空間デザインを変更することをプログラムデザインの段階から組み込んでおくとよいでしょう。

◉「グループサイズ：2人」で相手をどんどん変えていく

自己紹介を兼ねたアイスブレイクゲームの開発に話を戻しましょう。10人組で順番に自己紹介をするのも悪くはないかもしれませんが，私がお勧めするのは，

[註13] プログラムの途中で机を動かして空間デザインを変えること事態は決して悪いことではないが，この場合は机自体を邪魔に感じる可能性が高い。

[註14] 私の場合は，マンダラをベースにExcelで「進行表」を作る段階で空間デザインを記入することが多いので，マンダラ自体には空間デザインを書き込まないことが多い。

図4-12 | 4象限出会い系ゲーム（デートゲーム）

今日 呼ばれたい名前	生まれたところ 住んでいるところ
子どもの頃 よくした遊び	忙しさ自慢 〇/5 （5が最大）

時間を決めて「グループサイズ：2人」（▶P054）で話をして，相手を何回も変えていく方法です。コミュニケーションの基本は1対1です。短い時間でも意外と密度の濃い時間を過ごすことができるのが，「グループサイズ：2人」の最大のメリットです。

　ここでは軽くお互いを知り合う程度でいいので，1セッションを2分にし，これを3〜4回繰り返します。1回2分を3回実施すれば6分。アクティビティのインストラクションに1分30秒，相手を変える時間が1回につき30秒×3回で1.5分とすると全部で3分＋6分＝9分ですから10分以内に収まります。2分ごとに時間を区切って次に行けるので全体の時間管理がしやすいのも特長です。2人で2分話せば，それなりに「話した」という感覚が得られるので，時間切れになっても，さほど切られてしまった感覚になりにくいという利点があります。

　グループサイズが決まったら，あとはもう1つのポイント「問い／お題」をどうするかが工夫のしどころになります。ぜひ，ご自身でどんな「問い／お題」がよいかを考えていただきたいですが，P103（図4-6）でマンダラの実例として紹介した「看護のためのファシリテーション講座」で使ったアイスブレイクを紹介しましょう。

　マンダラには「4象限出会い系ゲーム（デートゲーム）」（図4-12）と書いてあります。相手をどんどん変えてデートをしていくのでついた名前ですが，やり方

のポイントはデートで話すべき「問い／お題」を4つのマス目に書いて，それを見ながら2人で話す，というところです。

◉ アレンジしてオリジナルをつくる

　この「問い／お題」の考案者は共著者の1人，ナースファシリテーターの浦山絵里です。なんと言っても秀逸なのは右下の「忙しさ自慢」というアクティビティです。1〜5の5段階を最大に自分の忙しさを表現するわけですが，ちょっとした毒吐き効果もあって，笑いとともに一気に講座に気持ちが入ります。実際のこの講座は新人対象ではなかったので，「忙しさ自慢」がフィットしましたが，新人研修では「分からないことだらけ自慢」を5段階で表現してもらうのもよいかもしれません。

　「分からないこと」は通常はネガティブな要素ですが，そこに「自慢」の2文字を加えることで笑いを誘う「問い／お題」に変貌します。「自慢」という浦山絵里の発明をちゃっかりいただいたアレンジです。このように「問い／お題」を変えることもアクティビティの開発ですが，やり方を少しアレンジすることもアクティビティの開発です。

　例えば「問い／お題」の示し方。最初から4象限を示して，同じ内容のデートを違う相手と繰り返す方法もありますが，1人目のデートでは「生まれたところ，住んでいるところ」だけ示して，それだけ話をしてもらい，2人目のデートでは別の「問い／お題」をテーマにデートをしてもらう，という方法も考えられます。どちらでもいいのですが，ちょっとでもよいのでアレンジを加えるくせをつけて，オリジナリティを高めるようにしましょう。

進行表を作って，
プログラムをさらに明確にしよう

保留にしていた「転」のアクティビティを決める

　最後まで残っていた「転」の「定義が変わると行動が変わるかを考える」のアクティビティを決めるために，改めてマンダラ（▶P121 図 4-10）を見てみます。

　「転」のパートが「カンゴ（看護）の仕事で大切なこと」をブレストで出し合うことから始まり，最後の「結」のパートでも「看護観を深めるためにできそうなこと」をたくさん書き出す1人ブレストをするので，プッシュして（時間を区切って）アイデアを絞り出す場面がそこそこあることが分かります。

　ですので「転」の直前の「定義が変わると行動が変わるかを考える」の部分では，逆にじっくりと落ち着いて話し合い，各自がそこから刺激を受けて考えを深めていけるような時間にしたいと思いました。

　そこで「ワールド・カフェ」と呼ばれる対話の手法を参考にした話し合いの時間を持つことにしました。「ワールド・カフェ」とは 4〜5人で丸いテーブルを囲み，テーブルの上に置かれた紙に皆でメモや絵を描きながら，提供された「問い」をテーマにじっくりと対話をするもので，通常は 20 分で 3 セッション行います。1セッションが終わるとグループのうち1名が席に残り，他のメンバーがバラバラに移動して新しいグループをつくり，そこでまた対話を進めていくというものです。特にテーブルごとに進行役を決めることはせずに，「話し合いのエチケット」（図 4-13）のみを提示してメンバーに任せるところが特徴です。

　この手法にはある程度まとまった時間が必要ですが，マンダラに書かれた時間は 20 分のみ。しかし，よく見てみると 10 時 20 分から始まる「転」の各アクティビティの時間配分にはかなり余裕があるのが分かります。これならば，それぞれの時間を詰めることで対話の時間は増やせそうだと判断しました。

図4-13 | 話し合いのエチケット

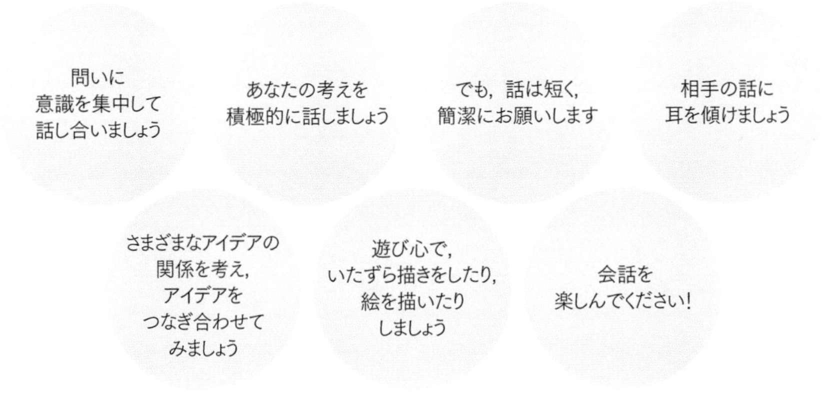

問いに
意識を集中して
話し合いましょう

あなたの考えを
積極的に話しましょう

でも，話は短く，
簡潔にお願いします

相手の話に
耳を傾けましょう

さまざまなアイデアの
関係を考え，
アイデアを
つなぎ合わせて
みましょう

遊び心で，
いたずら描きをしたり，
絵を描いたり
しましょう

会話を
楽しんでください！

アニータ・ブラウンほか著，香取一昭ほか訳：ワールド・カフェ—カフェ的会話が未来を創る．ヒューマン・バリュー，2007
を参考に香取一昭氏作成

進行表で改めて基本要件を確認する

　私の場合はこの段階になるとマンダラはいじらずに，Excel に文字を打ち込み
ながら進行表を作り，そこで時間の調整をしたり，最終的な内容を確定していき
ます。理由は，手書きよりも文字が見やすいのと，スタッフや依頼主にプログラ
ム内容を説明するときに，この進行表形式の方が分かりやすいからです。

　表はこの章でデザインしてきたプログラムを，私自身が使っている進行表の
フォーマットに転換したものです。

　まず，タイトルと施行日時などの要件と作成日を記入します。研修のそもそも
の目的とオリエンテーションの OARR で使う「アウトカム（求める成果）」を分
けて表示し，研修の位置づけを明確にしておきます。さらに「起・承・転・結」
の大まかな内容や，参加人数や関係者の名前，必要とする備品や配布資料など，
この進行表を見ればおおよその準備ができるような内容も記載しておきます。

　あとは，マンダラを見ながら分単位で時間を確定し，内容を進行表に書き込ん
でいきます。

表 | 進行表の例

日時	●年●月●日　9:00〜12:00			
目的	新人看護師の育成			
アウトカム（求める成果）	他者との意見交換を通じて看護観の重要性に気づき，もっと勉強しようという気になる			
内容	**起** あいさつ，オリエンテーション，アイスブレイク　相互インタビューと他己紹介			
	承 先輩の看護観トーク　ぺちゃくちゃタイム			
	転 看護の仕事で大切なことを洗い出す〜看護の定義を考える　看護の定義と行動について考える			
	結 ミニレクチャー：看護の定義と価値観について　取り組みを明確にする			
参加者	50名			
講師	△△△△			
備品	えんたくん，マーカー，A4用紙，ホワイトボード，プロジェクター，スクリーン			
配布物	ワークシート1，2			
準備	8:40　講師会場入り			

進行プラン	9:00		あいさつ：○○部長	なぜ，この研修を企画したか	扇形
	9:03	7	オリエンテーション	講師自己紹介	
起			Outcome（アウトカム）	他者との意見交換を通じて看護観の重要性に気づき，もっと勉強しようという気になる	
自分と看護の関係の再認識			Agenda（アジェンダ）		
			Role（ロール）	皆さん：○○病院の看護の未来を担う人 講師：△△△△	
			Rule（ルール）	・コミュニケーションをよくとろう ・体験から／お互いから楽しんで学ぶ	
	9:10	6	アイスブレイク	コミュニケーション肩揉み 2分30秒×2	
	9:16	34	相互インタビューと他己紹介	自分と看護の関係について思い出す	
				進め方の説明	
				インタビュー8分×2	2人組
				①現場に入って一番大変だったことってなんですか？	
				②そんなあなたが，看護の仕事を選んだ理由を教えてください	
				③職場で出会った素敵な先輩について教えてください	
				他己紹介　4人組 3分×4回	4人組
承	9:50	20	ミニレクチャー	○○先輩の看護観トーク「看護観があったから，今の私がある」	扇型
看護観を考える素地をインプット	10:10	5	ぺちゃくちゃタイム	2人，または3人になる	小グループ
				レクチャーの感想を共有	
	10:15	5	全体セッション	先輩への質疑応答（2〜3件程度）	ランダム
転	10:20	5	看護の仕事で大切なことを考える	ブレストセッション	4人組サークル
看護の定義から看護観につなげる				4人組をつくる〜やり方の説明〜どんどん回す	
	10:25	7	看護を定義する	個人作業：ワークシート記入「看護とは[　　　]である」	
				シート配布〜書き方の説明〜記入	
	10:32	10	看護の定義を説明する	4人組を2つ合体して8人組	8人組サークル
				進め方の説明：シートを見せながら発表　その後，なぜならばの理由を説明	

				30秒×8人　メンバーチェンジ 30秒×8人	
	10:42	3	対話の時間（えんたくんセッション）	新しい4人組をつくって，えんたくんを囲む	えんたくん
				えんたくんの説明・対話と議論の違いについて	
	10:45	15		問1：看護の定義が変わると，自分たちの行動はどう変わるのだろうか？	
	11:00	3		1人が残って他のメンバーが移動	
	11:03	15		問2：看護観と看護の仕事にはどんな関係があるのだろうか？	
	11:18	5		全体セッション	
結　整理して現場に持ち帰る	11:23	5	ミニレクチャー	看護の定義と＋自分の価値観が看護観	えんたくん継続
	11:28	5	看護観を深めるためにできること	個人作業：看護観を深めるためにやれそうなことを書き出す	
				15個以上	
	11:33	2		ベスト3を選ぶ	
	11:35	10	相互アドバイス	えんたくん内の2名で実施　5分相手を変えて　5分	
	11:45	5	看護観を深める宣言	ワークシートの記入	
	11:50	5	2人組で共有	今まで話していない人と2人組で，ワークシート共有	全員立つ
				相手をどんどん変える	
	11:55	5	締めのあいさつ		元に戻る
			インフォメーション		
	12:00		終了		

◉ ファシリテーションをイメージしながら書き込む

　進行表の中身を書き込んでいくときに大切なのは，自分が参加者の前で実際に何をどう話すのか，それを受けて参加者はどう反応し，どう動くかをリアルに想像しながら書き込んでいくことです。これはある程度経験がないと難しい部分がありますが，参加者としての体験も総動員してイメージしてください。

　「転」パートの最初は「看護の仕事で大切なことを考える」ブレストセッションです。マンダラではここに 10 分を振り分けていますが，実際に 4 人でこのテーマに対して思いついたことを出し続けるのは，これまでの経験からせいぜい 3 分が限界と思い至りました。ただし前パートのグループサイズの変更や，進め方の説明に 2 分は必要と予測して，5 分としました。

　この進行表のフォーマットでは 2 列目に時刻，3 列目に所要時間を記載するようになっています。4 列目はアクティビティの名前やテーマ，5 列目はファシリテーターである自分が進行する際の手順を書き込んでおきます。この表にはありませんが，実際に自分が話す「セリフ」を書き込むこともあります。ただし，進行手順の全てを書き込むことはできませんので，これを見れば自分が進行できる，という最低限の内容を書き込むことになります。

　右端の列には，空間デザインなどを書き込んでおきます。空間デザインをどう使うかは大事な要素ですが，プログラムデザインをするファシリテーターの頭の中にだけあって，スタッフと共有できないことも多いので書いておきます。特にスタート時や大きく場面を転換するタイミングでは大切です。

◉ 時間と進め方を修正する

　「転」のパート 2 つ目のアクティビティは個人作業で「看護の定義」をワークシートに記入するものです。マンダラでは 10 分を確保していましたが，シートの配布なども含め 7 分に短縮。その次の，ワークシートを使った「看護の定義」の説明は 4 人組で考えていましたが，読み上げて理由を述べるだけならば 1 人 30 秒程度と計算し，このあとに対話の時間で考えを深めることができるので，バリエーションを優先して 8 人組を 2 セッションで 10 分にします。その結果，次の対話の時間を 41 分に増やすことができました。

　「ワールドカフェ」では 20 分×3 セッションが基本形ですが，ここでは 15 分

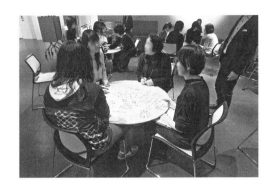

を 2 セッションとし「問い」を 2 つ設定。2 つ目の「問い」は「結」につなげていくために「看護観」の文言を入れました。

　なお，ここでは対話促進ツール「えんたくん」（写真）を使うことにしています。これは円形の段ボールで，4 〜 5 人で膝の上に乗せて円卓がわりに使うものです。日本の会議室にはなかなか丸いテーブルはありませんが，これがあればどこでも簡単に円卓が出現するので「えんたくん」と命名されました。

　4 〜 5 人で話す全部のセッションが終わったら，「ハーベストタイム」と呼ばれる全体に対する感想などの発言を求める時間を設けますが，これを 5 分間と設定し，「結」のパートのミニレクチャーも 5 分にして，以降は進行表のように時間を組み直しました。

◉ 現場でのズレを想定しておく

　これでプログラムデザインは最終形となりました。あとは，本番に向けてイメージをつくっていくだけですが，現実とプログラムデザインのズレは必ず起こります。最も多い，もしくは必ずあるのが当日欠席などによる人数のズレです。この研修は 50 人の参加人数を想定していますが，実際には 49 人になってしまうかもしれません。講演（講義）型の研修であれば何の問題もありませんが，グループサイズを頻繁に変える参加型の研修ではこれが大きく影響します。アク

ティビティの１グループ当たりの人数で切れる数に合わせて関係者がグループに入るか，１人多い組，少ない組を混在させる必要があります。

　実際の人数は当日になってみないと分からないので，いくつかのパターンをシミュレーションしておいたり，関係者にはグループワークに入ってもらう可能性がある旨を伝えておくなどして，最終的には本番当日に判断します。

　また，さまざまな要因で組み立てた時間通りにプログラムが進まないことは日常茶飯事です。ファシリテーターは進行しながら常に時間の調整をし続けないといけませんが，そのズレを進行表に記入しておくことが大切です。参加型の場合はやってみないと分からないですし，参加する人が変われば同じアクティビティでも結果も変わってきます。何が理由で時間がズレたのかを記録して，次に活かすことが質の向上につながります。

　残された作業としては進行時に映写するパワーポイントなどの作成があります。参加人数が20人程度であれば，紙に説明するポイントを書いた「紙芝居プレゼンテーション」（▶P162）で進めることもありますが，50人規模であればプロジェクターでパワーポイントを映写しながら進行するのが通常でしょう。

　ただし，進行用のパワーポイントにはあまり細かく書き込むと見る方はかえって分かりにくくなるので，重要なポイントだけに絞って，１枚のスライドの情報は少なめにして，大きな文字で映写します。なお，対話の時間の「問い」は，話が横にそれないように，必ず映写するようにしてください。

　プログラムとは「限られた時間で・目的に向かって・より効果的な・学びや創造が起こるような・流れ／仕掛け」ですから，プログラムデザイン自体が時間を意識する行為と言ってもいいかもしれません。

　この章を読んで，細かいなあと思った方も多いと思います。私も自分でそう思います。実際の私自身はかなりズボラでいい加減なのですが，やはりファシリテーションは自分以外の誰かのために使うものなので，別の意識が発動するのかもしれません。

　皆さんが，プログラムデザインで時間を意識しつつ，時間と上手に付き合い，ファシリテーションの有効性をますます高めるために，この章を活用してくださることを願っています。

プログラムデザインと
ファシリテーションの展開例

浦山絵里　森 雅浩

第5章の読み方

　第5章では，看護の現場で想定できる事例をどのように参加型の場として企画しプログラムデザインしていくかを，第4章で説明した手順に従って具体的に示していきます。

各展開例の構成

　まず，それぞれの展開例の企画背景と，現場の現状や課題をどう認識しているかを説明しています。なぜそれぞれの場（会議や研修など）が必要になるのか，なぜ参加型で進めたいのかという，企画者の思いがポイントになっています。

　続いて「7W3H」（▶P092）で企画の基本的な要件や諸条件を確認しています。各展開例とも要件の階層が分かるように図にしてあります。この段階ではあくまでも主体は企画者なので，文言は企画者が主語であったり，単なる要件の項目が単語として出てきたりします。注意してほしいのは，第2階層の WHAT と第3階層の WHAT の違いです。第2階層の WHAT は単純にその場（会議や研修）の名称です。第3階層の WHAT（および HOW）は，プログラムデザインをする際に決めていくものなので，「7W3H」の表においてはアイデアメモ程度で構いません。

　さらにプログラムデザインの実際をプログラムデザインマンダラ（以下，マンダラ）に書き込んだ状態で紹介しています。第4章でも触れていますが，マンダラ作成において最初にすることは，中央にアウトカム（求める成果）を文章化して書き込むことです。ここで最も大切なのは，参加者を主語にしてアウトカムの文章を表現することです。7W3H での要件確認までは，主語・主体は企画者ですが，このタイミングで参加者を主語に切り替えることができないと，せっかくの企画が本当の意味での参加型の場，つまり参加者主体になりません。ファシリテーションを活用するのはあくまでも参加者主体の場であることを忘れないようにしましょう。

各事例とも，マンダラをベースにプログラム全体を時系列で表にした「進行表」も併せて掲載しました。同じプログラムデザインでも，マンダラと進行表では見え方の印象はかなり違うと思います。どちらが自分にとって，また共に運営するファシリテーターチームにとって使いやすいかを検討していただければと思います。

　ちなみに筆者の森は，まずマンダラをメモとして作り，Excel で進行表の形に置き換える際に詳細を詰める場合が多いですが，同じく筆者の浦山は，マンダラにかなり細かい部分まで書き込み，進行表は作らずに現場に臨むことがほとんどだそうです。この章においても，本文での事例の背景や基本的な課題認識およびマンダラ図の作成は主に浦山が担当し，7W3H での要件整理や進行表づくりは森が担当しました。

　また，各事例に関してファシリテーションを活用するポイントなども記載していますので，第 3 章，第 4 章と照らし合わせながら読んでください。

各展開例の特徴

　展開例 1 は，議題と決定すべきことがたくさんある定例の会議です。定例会議でプログラムデザインを行うイメージがないかもしれませんが，会議に起・承・転・結をつけることで，継続する審議事項をどこで扱うかが整理されて効率的になったり，出席者に当事者性を生み出し意味のある対話的な会議とすることが可能になります。

　展開例 2 は，同じ病棟でマネジメントを担う看護師長と主任のチーム力を高めたいという看護師長の思いから始まった少人数のプロジェクト型の場です。会議とワークショップの中間のような位置づけで，企画者とファシリテーターを同じ人が務める場合にどう進めていけばよいのかもポイントとなっています。

　展開例 3 は，「倫理研修」を例とした参加型の研修の展開例です。具体的な技術の習得であれば，実践と反復練習が有効な場合も多いですが，倫理的なケアに必要となる「自ら考える力」を育むには，ファシリテーションを活用した参加型の研修が有効です。

　皆さんの現場に置き換えられる部分を想像しながら，各展開例を参考にしていただければ幸いです。

展開例
1

「定例会議」
メンバー全員が意見を言い合える会議

企画の背景と現状確認：看護師長会の課題とは

　一言で会議と言っても，その目的は多様です。看護部では，参加者に周知したいことを「伝える会議」や，情報を「共有または収集する会議」が代表的です。そして何かの課題を「解決する会議」もあります。何らかの理由で組織を変革しようとする場合には，現状を吟味して検討し，アイデアを出し，合意形成を図り，「決定する会議」が必要となるでしょう。

　看護師長会のように定例で開催される会議では，1回の会議の中に，上述したさまざまな目的が混在した状態で開催されることになります。

　ここでは，看護師長会のプログラムデザインとファシリテーションを取り上げます。看護師長会のイメージを尋ねると，「話す人がいつも決まっている」「時間通りに終わらない」「決まったはずのことがひっくり返される」「最初から結論ありき」など，ネガティブなものが多く出されます。

　このようにさまざまな課題がある看護師長会ですが，定例会議でも，プログラムデザインを用いて思考して計画することによって，意味のある対話的な進行が可能になります。以下に，ある病院の看護師長会を例に進行を考えてみます。

「7W3H」で看護師長会の基本要件を確認する

　看護師長会の要件を 7W3H で整理してみます（図 5-1）。看護師長会のような定例会議の場合，要件はほぼ固定になります。その時に必要な議題が出されることで第 3 階層❾の WHAT（アクティビティー／内容）の具体的内容が明確になり，会議の中で話し合う事柄が決まり，それぞれの議題のゴールが設定されます。定

例会議では，決まった時間内にいくつかの議題が入りますが，それぞれを「創造的な話し合いの流れ」（後述）を使って進めていくことが，プログラムデザインのポイントになります。

　工夫したいのは第2階層❹のWHATです。たかがタイトルやネーミングなのですが，単に「看護師長会」とするのではなく，今年度はサブタイトルをつけて「メンバー全員が意見を言い合える会議」としてみました。義務感で参加するメンバーも少なくない看護師長会を，ネーミングが与えるイメージを利用して，少しでも意義あるものにするための雰囲気づくりをねらっています。

プログラムデザインの実際

◉ 定例会議のプログラムデザインのポイント

　看護師長会は看護部主催の定例会議です。ここでもそれを前提とします。
定例会議のプログラムデザインの特徴は，「決まった時間の中でいくつかの種類の議題を運営する」ということです。これが研修やワークショップのプログラムデザインと異なる点です。

　プログラムデザインを通じて進行を考える上で重要になるのは，複数ある議題の1つひとつに，「共有→拡散→（創造的混沌）→収束→再共有」という「創造的な話し合いの流れ」（▶P059）が存在するということです。

　多様な議題を同じ時間内で話し合う定例会議では，同じタイプの議題をまとめたり，時間がかかりそうな議題とそうでない議題に分けたりしてプログラムデザインを考えていきます。例えば，じっくり話さなくてはならないことや，話し合いが紛糾しそうだと思われることには，十分な時間が取れるように計画します。

◉ 定例会議をうまく進めるための事前準備

　皆さんの施設では，看護師長会の開催前に事前打ち合わせをしていますか。次回のファシリテーターや板書係は，何かのついでで構わないので管理室や各病棟看護師長など出席者に事前に声をかけ，提出議題の有無などについてヒアリングすることをお勧めします。ヒアリングと言っても，ちょっとした声かけで「どこまで次回の会議で進めたいか」を聞いておくだけでよいのです。これが会議の質

を高めることにつながります。

　各委員会の委員長などにも，議題の有無，議題がある場合ゴールは何か，など
を聞いて整理しておくと，事前に時間配分の目安を考えることができ，会議のプ
ログラムが立てやすくなります。

　また主要な委員会やワーキンググループには，スタッフが参加していることも
多いので，看護師長は日頃から状況を聞き，把握しておくと，討議に参加しやす
くなります。これを継続することで，ちょっとしたことを看護師長に伝えておこ
うという習慣がスタッフ側につくられます。各会議のメンバーであるスタッフの
自律性やモチベーションを育てるという観点からも意味があることです。最初は
大変と思うかもしれませんが，お互いに声をかけ合うところから始めていきま
しょう。

　話は戻りますが，各議題提出者が求めるゴールが「意見やアイデアの収集」な
のか，「その場で合意形成と意思決定をすること」なのかによって，必要とする

図5-1 定例会議（看護師長会）の7W3H

第1階層	❶ WHY 目的/目標
何のために 誰のために	看護部内の実情や課題を共有し，その分析や解決を図ることを目的とする。 主な内容は，①組織運営上の情報共有，②課題共有と解決策を協働して考える， ③看護部の目標達成，組織目標達成のために協議・協力し合う

第2階層	❸ WHO 主体/講師/ファシリテーター	❹ WHAT タイトル/ネーミング	❺ HOW MANY 規模/回数
企画をする上で 明確にすべき	・看護部主催 ・進行役と板書係は師長の持ち回り	メンバー全員が意見を言い合える会議	月2回　20名

第3階層	❾ WHAT アクティビティー/内容
プログラム デザイン	・情報共有 ・報告連絡事項 ・検討事項 ・協議事項

時間も進行方法も大きく変わってきます。

当日配布資料などを通じて参加者に伝える議題の表現や記載方法にも気を配ります。大雑把な感じや抽象的な表現にせず，議題提出者に確認したゴールを参加者全員が共有できるようにします。この作業によって，各議題提出者も自分の伝えたいことを明確にすることができ，当日短時間で的確な説明をしてもらうことも可能になるでしょう。

⊙ OARR

今回の会議の OARR を表5-1 のように設定しました。看護師長会の初めには必ずオリエンテーションの OARR を読み上げ全員で確認します。月2回の定例会となると，この時間をはしょってしまいがちですが，これを毎回実施することでメンバーの会議に参加する意識を揃えることにつながります。

---

❷ WHOM　対象/参加者
看護部長，副部長，看護師長

❻ WHEN 日程/時間	❼ WHERE 会場/施設	❽ HOW MUCH 予算/費用
第2・4火曜日 14：00〜16：30	大会議室	・特に予算措置はなし ・必要な場合は事前に 　看護部に申請

❿ HOW　プログラム/運営体制
・議題は2日前までに看護部に提出
・資料などは前日までに看護部で印刷する
・情報共有→報告連絡事項→検討事項→協議事項の流れで行う
・適宜，少人数での話し合いを差し込み，会議の活性化を図る
・座席の配置を工夫する

◉ 起・承・転・結で考える進行案

　今回は，議事進行を進行チーム（ファシリテーターと板書係）が事前に計画するという想定です。第4章のP101で紹介した起・承・転・結の流れで，図5-2のマンダラ，表5-2の進行表のいずれか（または両方）を用いて考えていきます。

　まず「起」として，連絡事項や短い報告を最初に入れ込みました。「承」は，その場である程度解決ができる検討事項としました。「転」は，継続協議事項です。時間をかけて継続的に検討を重ねていくものなので，「今回のゴール」や「次回の課題」を意識しながら言葉を交わします。「結」では，結論を出す必要がない情報交換や意見交換などを扱います。

　最後に全体をサマライズして確認します。この時，板書係の書記はホワイトボードに書かれた記録（板書）内容を読み上げて確認します。板書内容を確認した上で，後日議事録に転用することを参加者に伝え，話し合われた内容を共通認識にするとともに，その後の議事録作成の労力軽減を図ります。

　看護師長会など定例会議の場では多様な議題が事前に提案され，同時に決まった時間内での審議や決定，共有が望まれます。この場合，議題とそれぞれのゴールを明確に伝え，全員が共有できていることがポイントになります。意見を聞き

表5-1 | **看護師長会のOARR**

Outcome アウトカム	情報共有と協議で今後の方向性が見え，共通認識を持って各部署の運営に臨むことができる
Agenda アジェンダ	・オリエンテーション ・報告連絡事項，検討事項1・2・3 ・継続協議事項1・2・3 ・情報交換1・2 ・今日の会議内容の確認，次回の日時確認
Role ロール	・皆さん＝会議の主役／病院の看護をけん引する人 ・ファシリテーター＝○○，板書係＝△△（後で議題録も作成する）
Rule ルール	・思ったことは声に出してみよう ・全員が意見を出し合おう ・想定を保留し，違いを大切にしながら，話し合おう ・会議で知り得た情報については，守秘義務を持つ

たい，課題について考えてほしい，解決策を求めたい，というように，何をして
ほしいのかを参加者に分かりやすく伝えましょう。ファシリテーターは場の進行
を観察し，話し合いが白熱して内容やゴールがずれてきたと感じたら，本来の話
し合いのプロセスに戻すことも必要となります。

それぞれのゴールに向けた流れをつくることで，短時間でも皆が納得のいく会
議がつくれるようになるのです。

進行チーム（ファシリテーターと板書係）は，それぞれの議題に対して「共有
→拡散→収束→共有」（▶P059）による「創造的な話し合いの流れ」を組み立てて
いきます。丁寧な計画を立てることで，意図せぬことが起きた時の対応もしやす
くなります。1人で何もかも担うのはハードルが高いですが，2人でチームをつ
くり良質な会議の企画・進行にトライしてみてください。

会議の運営がうまく進められるようになってくれば，その場でアジェンダ（議
題）を募り，制限時間内で話し合えるように，参加者と共に時間を考えることも
できるでしょう。

ファシリテーション（話し合い・学び合い促進）のコツ

ファシリテーターは，あくまでも話し合いのガードレールをホールドする（支
える）のが役割ですが，進行や議題の言葉なども参加者と共につくるようにして
いくと，参加者の当事者性を高めることができます。

◉ 全員の発言の見える化

小さな会議でも大きな会議でも，ホワイトボードなどに書き出す見える化は話
し合いを促進するためのポイントになります。

板書された意見を見ながら考えることが，会議への参加感を増すために役立ち
ます。自分の意見を書いてもらえることで，「尊重されている」という思いを感
じることができ，会議を通してエンパワーし合える関係性をつくることも可能に
なります。参加者全員が下を向いて自分のノートにメモを取っていたのが，全員
が顔を上げて互いの顔を見ながら会議に参加するようになった，といった場の変化
が感じ取れるでしょう。

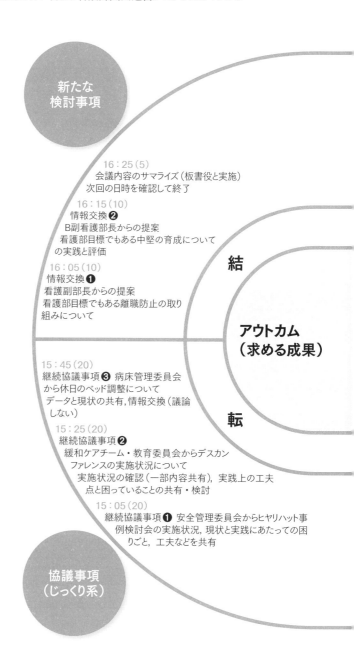

図5-2 メンバー全員が意見を言い合える看護師長会運営プログラムのマンダラ

*時刻の後のカッコ内の数字の単位は分

情報共有・報告連絡事項

看護師長会の目的

月2回実施する看護師長会では，看護部内の実情や課題を共有し，その分析や解決を図ることを目的とする。看護部が主催し，各病棟の看護師長，副師長が参加する。

主な内容
①組織運営上の情報共有
②課題共有と解決策を協働して考える
③看護部の目標達成，組織目標達成のために協議・協力し合う

14:00（5）
開会
OARR，議題を共有
時間の振り分けを確認
「看護師長会の目的」は模造紙に書き出し
毎回貼付する，議事は短冊形の紙に書いておく

14:05（10）
報告
連絡事項❶（可能な限り，文書で事前配布）
次回の消防監査について

14:15（10）
報告連絡事項❷ A看護師長から
隣同士で質問の共有または質疑応答

起

情報共有と協議で今後の方向性が見え，共通認識を持って各部署の運営に臨むことができるようになる

14:25（10）
検討事項❶
次年度新入職者研修の担当者決め
担当枠を発表，必ず1人1チームに入る，今日は模造紙に自分のネーム付せんを貼る，決定は教育委員会に一任

承

14:35（10）
検討事項❷
大型連休中の体制についての確認と意見出し（看護部が決定し後日発表）

14:45（10）
検討事項❸
新ワーキンググループ（看護システム委員会）について
発足の趣旨説明と意見交換

検討事項❹
14:55（10）
看護の日イベントについて
イベント担当チームの決定とアイデア出し

検討事項（サクサク系）

5.2

展開例 ❶ 「定例会議」

149

表5-2 | メンバー全員が意見を言い合える看護師長会の進行表

日時	2019年1月22日　14：00〜16：30				
アウトカム（求める成果）	情報共有と協議で今後の方向性が見え，共通認識を持って各部署の運営に臨むことができるようになる　▶は各議題のゴール設定				
内容	**起**	情報共有・報告連絡事項			
	承	検討事項（サクサク系）			
	転	協議事項（じっくり系）			
	結	新たな検討事項			
参加者	20名　看護部長，副看護部長，看護師長				
進行チーム	ファシリテーター：〇〇，板書係：△△△△				
備品	ホワイトボード4台，ホワイトボードマーカー太字（赤黒青緑），イレイザー，付せん，A4用紙，水性マーカー				
配布物	ワークシート				
準備	13:45　会場設営，ロの字型，議事を事前に短冊に書き出す				

進行プラン					
起 情報共有・報告連絡事項	14:00	1	チェックイン	隣同士の2名であいさつ（今の気分・体調など）	ロの字型
		4	オリエンテーション	OARRの読み上げ/アジェンダの順番と各議題の時間振り分けを確認	
	14:05	10	報告連絡事項❶ 次回の消防監査について	報告：監査委員会（3分）	
			▶監査について理解できやっておくことが分かる	隣同士で感想・不明点を出し合う（2分）	
				全体で質疑応答（5分）	
	14:15	10	報告連絡事項❷ 臨床看護教育学会報告	報告：A看護師長　印象に残ったことや，本人の気づきをポイントに（3分）	
				隣同士で感想の共有または質問を考える（2分）	
				全体で感想の共有または質疑応答（5分）	
承 検討事項（サクサク系）	14:25	10	検討事項❶ 次年度新入職者研修の担当者決め	次年度新入職者研修の担当者枠掲示と説明（5分）	
			▶自分のやりたい部分を決めて表明	付せん2枚配布し，担当希望するところに自分の名前を書いた付せんを貼り出す（第2希望まで）（5分）	各自立って掲示板へ
				→決定は教育委員会に一任	
	14:35	10	検討事項❷ 大型連休中の体制についての確認と意見聴取	説明：大型連休中の体制についてこれまでの連休の体制について（2分）	
			▶看護部への意見提供	検討：2〜3名で担当者決定の方法で意見交換（2分）	
				全体で意見共有（5分）→板書	
				板書の確認（1分）→看護部に決定を一任	
	14:45	10	検討事項❸ 新ワーキンググループ（看護システム委員会）について	説明：新ワーキンググループ発足の趣旨（B副看護部長）（3分）	
			▶可否の決定	2〜3名での意見交換（2分）	
				賛否意見の確認（3分）→板書	
				合意形成（2分）	
	14:55	10	検討事項❹ 看護の日のイベント担当チームの決定とアイデア出し	看護の日イベント担当者の募集。手上げ立候補式でこれまでやっていない人を優先（2分）	

	時刻	分	項目	内容	形式
				企画提案アイデア出し：3〜4人1組で1〜2個を紙に書いて担当チームに提出	
				全体共有：チームメンバーが読み上げ（4分）	アイランド型
				→決定はチームに一任	
転 協議事項（じっくり系）	15:05	20	継続協議事項❶ 安全管理委員会から	ヒヤリ・ハット事例検討会の現状共有とこれからトライできそうなことのアイデア出し	ロの字型に戻す
				2〜3人で実施の現状を共有（2分）	
				現状で，うまくいっていることや工夫していること，困っていることなどを話す（お互いにメモを取り合う：5分）	
				5名グループに転換し，今後やりたいこと，スタートさせたいことを模造紙半分に書き出す（10分）	
				用紙を貼り出し，見て回る（2分）	
				全体で感想を共有（1分）	
	15:25	20	継続協議事項❷ 緩和ケアチーム，教育委員会から	デス・カンファレンスの実施状況と今後の展開について 2〜3人で現状を話し合う（3分）	
				今までやってみて，やりやすいところ，やりにくいところをそれぞれ共有する（3分）	
				2グループ（4〜6人）で共有（3分）	
				よりよいデス・カンファレンスの実施に向けたアイデアを考え紙に書き出す（8分）	
				張り出して共有し感想の交換（3分）	
結 新たな検討事項	15:45	20	継続協議事項❸ 病床管理委員会から	休日のベッド調整と週明けの調整について（5分） データと現状の共有（10分） 情報交換（5分　議論しない）	
	16:05	10	情報交換❶ 看護部長から	看護部目標でもある離職防止の取り組みについて	
				提案理由の説明（1分）	
				情報交換：3〜4名で実際に行っている離職防止の取り組みについて（4分）	
				全体共有（5分）→板書	
	16:15	10	情報交換❷ B副看護部長から	看護部目標でもある中堅の育成について	
				提案理由の説明（1分）	
				情報交換：3〜4名で実践事項と評価（3分）	
				全体共有（4分）→板書	
	16:25	5	会議内容のサマライズ		
			次回の予定確認		
			チェックアウト	隣同士でチェックアウト	
	16:30		終了		

ファシリテーターは，短冊状の紙に本日の議題（アジェンダ）を書き出して貼り出し，見える化することがあります。板書係はその紙を議題からはがし，「項目見出し」としてホワイトボードや模造紙などに貼り替えて使います。こうすることで，短冊に書かれた議題が今日の TO DO リストになるので，議題の進行も可視化され，板書係が書く手間も省けます。

　また，議事進行中も話し合いが済んだ項目と済んでいない項目がひと目で分かるので，時間内の進行が難しくなった場合には，今日どこまで決定するか，会議時間を延長するかといったことも，参加者と共に決めていくことが可能になります。

◉ グループサイズなどの活用

　会議の場合は経験年数のある方が場をリードしがちですが，ルールに「全員参画」といった内容の言葉を入れておき，グループサイズ（▶P053）を頻繁に変更するなどで，参加感を増すことができます。

　必ず 10 秒程度でも 1 人で考える時間を持つ，隣の人 2 〜 3 人で小さな対話を入れるといった話しやすさをつくる工夫や，関係性をつくるための空間デザイン（▶P051）にも気配りをします。ロの字や対面型，教室型だと，その中にある関係性が大きく影響してしまうことが多いので，できるだけフラットな立ち位置で話せるような工夫をします。

　職位によるランクの差もあるので，視線に誰が入るのかといったことにも留意します。司会者（ファシリテーター）と書記（板書係）との関係性だけではなく，座り方での配慮も大切になります。時に，くじ引きでの座席決めといったような遊びごころを持ってみるのもいいかもしれません。

　予定の時間になったら話し合いを開始することも重要です。遅れてきた人にも，時間を見計らって簡単に進行状況を伝えたり，それまでに可視化された事柄（話し合いの内容）を確認してもらったりします。

◉ 決定方法とプロセスの工夫

　何かを検討して決定する必要のある会議の場合は，決定方法とプロセスを工夫する必要があります。全員の意見の一致を見なくても，そのときの状況における

最善の決定をしなければならない状況も多く，そうした場合，納得感の高い決定プロセスを踏むことが大切なポイントになります。

　創造的な話し合いの流れ（▶ P059）の「拡散」の段階では，決定を下さないというルールを決めて，ここでしっかりと意見を出し合ってホワイトボードなどに書き出し，皆の意見を見える化します。

　全員が意見を出したと確認できたら，決定（収束）のプロセスを皆で進めていきます。この時，2つの評価軸を決めて，出された意見を4象限で分類して検討を進めることをお勧めします。例えば，縦軸に「費用が高い／低い」，横軸に「誰でも取り組める／できる人が限られる」を置いて皆で考えていきます。

　これによって，病院が置かれている状況を勘案しながら決定することが可能になりますし，何より決定のプロセスに全員が参加できたことで納得感が増します。また，参加しなかったメンバーにもその決定のプロセスを伝えることが可能になるのです。

まとめ

　ここでは看護師長会の展開例として紹介しましたが，このプログラムデザインは病棟会議や各種委員会，地域包括ケアに関係する多職種会議など，さまざまな会議での応用が可能です。

　参加者の関係性が場の緊張感を生み出すこともあるので，特に初対面の人が多い会議や，多職種および院外の方が出席する会議などでは，ファシリテーターは全員が話す機会を持てるように意識しましょう。

「病棟マネジメントチームミーティング」
看護師長と主任の関係性を深め，
創造的な病棟運営を促進する場づくり

企画の背景と現状確認：
病棟マネジメントチームミーティングの実施意義

　多くの施設でスタッフを集めた病棟会議が開催されていますが，各病棟の「マネジメントチーム」である看護師長や主任が集まって病棟の運営を協議するためのミーティングを開催していますか。

　私（浦山）が主任に昇任したばかりの頃，当時の上司は2～3か月に1度，そうしたミーティングを開いていました。看護師長会をはじめとするさまざまな会議の報告に加えて，病棟運営やスタッフ育成上の課題，看護研究や委員会活動の進捗について職位の隔てなく話すことができ，今後の病棟運営について「共に考える時間」になっていました。

　各病棟でケアの質保証や人材育成，業務改善などにリーダーシップを発揮することが期待されているメンバーで話し合いをする場は，看護師長のビジョンを伝達・共有する場であり，主任が抱えている課題の解決策を皆で考える場にもなります。率直に話し合うことにより，お互いにフォローをし合う体制づくりにもつながります。こうしたミーティングの場は，次世代の管理者育成の場にもなるでしょう。

「7W3H」で基本要件を整理する

　こうした背景を踏まえ，ここでは，看護師長―主任の関係性の質を高め，創造的な病棟運営を促進する「病棟マネジメントチームミーティング」（以下，チームミーティング）の場づくりを事例として考えていきます。

　事例となる病棟では，チームミーティングを，「病棟看護師長，主任で構成さ

れる，病棟運営や人材育成について考えるミーティング」と定義し，定期開催しています。7W3H（図5-3）を見ていきましょう。この病棟マネジメントチームミーティングをなぜ実施するかを第1階層の❶（WHY）に箇条書きで書き出します。

❷（WHO）の参加メンバーは，看護師長，主任3名の合計4名です。❸（WHO）の主体は看護師長自身であり，同時に問題提起者・ファシリテーターなど，複数役割を担当します。実施頻度は2〜3か月に1回。落ち着いて話し合いをするために，日勤の終わりから2時間半程度と設定します。少人数なので会場は面談室。開始時間を考慮し，自己負担ですが飲み物や軽食を用意することにします。

病棟運営は看護師長の役割だと思う方もいるかもしれませんが，スタッフの意見も聞きながら運営方針を決めていくプロセスは，より現場の状況に適合する職場環境をつくることや，チームのモチベーションや結束力を高めることにもつながります。また，新しいアイデアの創発は，数人の対話で知恵を合わせるからこそ成り立つので，活発な意見交換が定期的に行われることで，創造的な病棟運営が可能になるでしょう。

プログラムデザインの実際

さて看護師長は日頃から「目標管理やポートフォリオの運用状況に課題がある」と感じています。ただし，それを廃止するのではなく，よりよいかたちで運用する方法を検討したいと考えています。そこで今回のチームミーティングのテーマを「目標管理面接とポートフォリオ」と定め，最初のミーティングの具体的なプログラムデザインに入ります。

今回のチームミーティングは，看護師長が提案者でもありファシリテーターにもなるところが特徴です。主任と看護師長は同じチームとは言え，職位という「ランク」の違いがあります。ランクはどのような関係性にも存在していますが，上位者はなかなか気づかず，下位者にはとても大きく感じられるという特徴があり，これを認識する必要があります。プログラムデザインの段階でも重要ですし，実際のミーティングの場でも，管理者でありファシリテーターでもある自分を意

識しながら進行するために重要なポイントになります。

　プログラムデザインの一番初めの作業はアウトカムを文章化して明確にすることです。今回は「目標管理面接とポートフォリオの効果的な活用方法をが決まり，これから実施していくイメージが共有できている」としました。これを起点にマンダラ（図 5-4）と進行表（表 5-3）を使ってプログラムを考えていきます。

　議題の提案者でありファシリテーターでもある看護師長は，「起」のパートでこの場を設定した意図を参加者にフラットに伝えることが必要です。オリエンテーションの OARR を明確に伝えた後は，まず自分自身がなぜ病棟マネジメントにおいて目標管理面接とポートフォリオの活用状況に課題があると感じているのか，具体的にどう思っているのかをプレゼンテーションします。その際，「考えてほしいこと」とともに，「変えられないこと」も率直に伝えます。この場で決められないことを話し合うのは限られた会議の時間を無駄に使うことにつながります。話し合うべきことに集中して話し合いをするための工夫です。

図5-3 │ 病棟マネジメントチームミーティングの7W3H

第 1 階層　何のために誰のために	❶ WHY 目的/目標　・現状の課題に対して自由に意見を交換する　・解決策を共に考える　・チーム内の共通認識をつくる		
第 2 階層　企画をする上で明確にすべき	❸ WHO 主体/講師/ファシリテーター　ファシリテーター：看護師長　板書係：持ち回り　課題提案：看護師長	❹ WHAT タイトル/ネーミング　病棟マネジメントチームミーティング「第1回　目標管理面接とポートフォリオの効果的な活用方法を考える」	❺ HOW MANY 規模/回数　4人　2〜3か月に1回
第 3 階層　プログラムデザイン	❾ WHAT アクティビティー/内容　・病棟運営課題　・人材育成の課題		

よく知っているメンバーでのミーティングでは，冒頭のプレゼンテーション（提案）後すぐに議論に入ってしまうことが多いですが，少人数でもグループサイズを変えて提案に対する感想を出し合ってみます。

　ここで大切なことはメンバーが「1人で考える」時間を持った後，それを周辺の少人数で共有し，さらに全体で共有する流れをつくることです。自分ごととして考えてもらうために，目標管理やポートフォリオに関する自分の体験も交えながら話をしてもらえるとよいでしょう。そして語られた内容は個人的な体験も含めて全て板書係が書き出します。

　勤務後で皆疲れているため，「承」と「転」の間に軽食やコーヒーを取りながらブレイクタイムを持ちます。ファシリテーターはあえて議題には触れず，できるだけゆったりとした時間がつくれるようにします。

　「転」では，ここまでのプロセスを基にしっかり考える場面になります。可視化されたものを見ながら，これからを考えます。判断理由をはっきりさせるため

---

❷ **WHOM** 　対象/参加者
A病棟看護師長，主任（3人）

❻ **WHEN** 日程/時間 17：00〜20：00 日勤の後	❼ **WHERE** 会場/施設 面談室	❽ **HOW MUCH** 予算/費用 割り勘で,サンドウイッチ, コーヒーを用意する

❿ **HOW** 　プログラム/運営体制
課題の共有→個々の体験／感想の共有→ありたい姿の共有／
アイデアの整理→方針の確認・決定

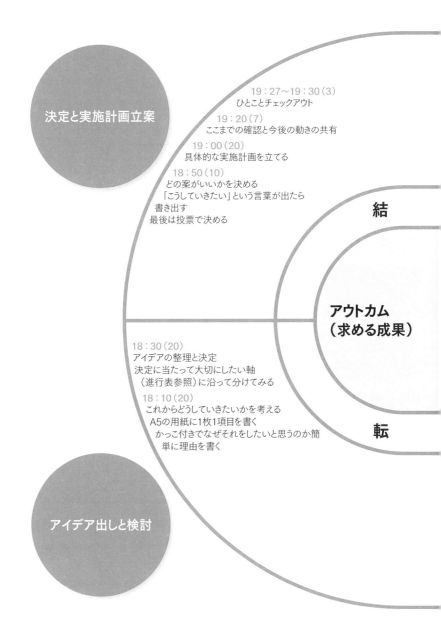

図5-4 病棟マネジメントチームミーティング
「目標管理面接とポートフォリオの効果的な活用方法を考える」のマンダラ

決定と実施計画立案

19：27〜19：30（3）
ひとことチェックアウト
19：20（7）
ここまでの確認と今後の動きの共有
19：00（20）
具体的な実施計画を立てる
18：50（10）
どの案がいいかを決める
「こうしていきたい」という言葉が出たら
書き出す
最後は投票で決める

結

アウトカム
（求める成果）

18：30（20）
アイデアの整理と決定
決定に当たって大切にしたい軸
（進行表参照）に沿って分けてみる
18：10（20）
これからどうしていきたいかを考える
A5の用紙に1枚1項目を書く
かっこ付きでなぜそれをしたいと思うのか簡
単に理由を書く

転

アイデア出しと検討

＊時刻の後のカッコ内の数字の単位は分

17：00（5）
オリエンテーション
O
A：17：00〜20：00
R：ファシリテーター：看護師長
　　板書係：看護師長（持ち回り），他の人も協
　　力し合う
　　全員が参加者
R：①現状は率直に話す
　　②批判しない
　　　③全員が意見を言い合う ＋守秘義務

オリエンテーション／
企画意図の説明

起

17：05（5）
ひとことチェックイン

17：10（10）
看護師長プレゼン（紙芝居使用）
病棟の現状と，今看護師長が
課題だと思っていること，
　　一緒に考えてほしいことを伝える

目標管理面接と
ポートフォリオの
効果的な
活用方法が決まり，
これから実施していく
イメージが
共有できている

17：20（10）
看護師長プレゼンへの
感想や意見の共有
（言葉は書き出しておく）

17：30（10）
これまでのふりかえり
目標管理やポートフォリオは，どのように使
われてきたのか
自分たちがやってきてよかったこと，
う〜ん…だったこと

承

17：40（30）
コーヒーブレイク
サンドウイッチタイム

現状の共有

5.3

展開例 ❷「病棟マネジメントチームミーティング」

表5-3 マネジメントチームミーティングの進行表

日時	2019年3月25日　17：00〜19：30			
アウトカム（求める成果）	目標管理面接とポートフォリオの効果的な活用方法が決まり，これから実施していくイメージが共有できている			
内容	起	オリエンテーション／企画意図の説明		
	承	現状の共有		
	転	アイデア出しと検討		
	結	決定と実施計画立案		
参加者	4名（看護師長，主任3名）			
進行チーム	進行役：看護師長　板書係：全員			
備品	ホワイトボード2台，マグネット，ホワイトボードマーカー太字（赤黒青緑），イレイザー，模造紙，水性マーカー，付せん，A5用紙，コーヒー，サンドウィッチ			
配布物				
準備	16:45　会場設営，ホワイトボードの前に机といす（机を囲む座り方で）			

進行プラン					
起 オリエンテーション／企画意図の説明	17:00	5	開会・オリエンテーション：看護師長	OARRの読み上げ／特に看護師長とファシリテーターの両方の役割を務めることを明確に伝える	全員が，ホワイトボードが見えるように座る
		5	ひとことチェックイン		
	17:10	10	看護師長プレゼン	・ファシリテーターを一時降りますと伝えてから，看護師長としてのプレゼンを開始する ・紙芝居を用いて，貼り出しながらプレゼンテーションする ・聴き手の反応に注意しながら，丁寧に伝える ・特に，今回このミーティングで決めたいこと，お願いしたいことはA4・1枚に明記しておく	
承 現状の共有	17:20	10	看護師長プレゼンへの感想や意見の共有	・看護師長の役割を降り，ファシリテーターに戻ることを明確に伝えてから進行する ・グループサイズ1人→2人を使って，感想や意見，質問などを考えてもらう。数が出るようだったら，付せんなどに書いてもらう→共有（話されたことにすぐ答えるのではなく，全て書き出す） ・どうしても答える必要のあるものがあれば，看護師長の立場で答える（この時誰かに自分の話を書き出してもらう）	
	17:30	10	これまでのふりかえり目標管理面接やポートフォリオの実体験，実際について話してもらう	・目標管理やポートフォリオは，どのように使われてきたのか（7分） ・自分たちがやってきてよかったこと，う〜ん…だったこと（3分）	グループサイズを変える
	17:40	30	コーヒーブレイク	コーヒーとサンドウィッチタイム（ここまでの時間が押しているようなら，この時間で調整する）	

		18:10	20	これからどうしていきたいかを考える	これまでの話をもとに，どういう目標管理（面接）やポートフォリオの活用ができていたらいいのか考える	
転	アイデア出しと検討				グループサイズ1人→2人→共有（付せんかA5用紙に書き出す） 私たちはこうしていきたい，こうなりたいを言葉にする	
					理想的な状況を共有	
					理想的な状況になるために，どういうことから始めるのか（アイデア出し）	
		18:30	20	アイデアの整理と決定	判断軸で整理する 判断軸： ・誰でもできる ⇄ 決まった人でないとできない（実施にスキルがいる ⇄ 実施にスキルはいらない） ・結果が出るのに時間がかかる ⇄ 結果が出るのに時間がかからない ・実施にお金がかかる ⇄ お金はかからない ・継続するのに手がかかる ⇄ 継続するのが簡単	
結	決定と実施計画立案				「こうしていきたい」という言葉が出たら書き出す（最後は投票）	
		18:50	10	どの案がいいかを決める	・具体的計画を立てる ・実施する内容によっては，もう一度話し合いの時間を持つ	
		19:20	7	ここまでの確認と共有	ここまでの経緯のサマライズと決まったことの共有や確認	
		19:27	3	ひとことチェックアウト		
		19:30		終了		

にも，判断の軸を明確にした上で収束に向かいます。例えば，そのアイデアは誰でも実行可能か，特定の人でないと使えないか，結果が出るのに時間がかかるか／かからないかなど，実行の際にネックになりそうな判断基準で検証します。この場合，意見はたくさん出して，それを整理して，考えて，決めるというプロセスを丁寧につくります。初めから軸をつくってしまうと，出される意見の多様性が損なわれてしまう可能性があるからです。

必要があれば付せんや用紙を使い，皆で手を動かして考えをまとめる方法も使ってみます。皆で試行錯誤を繰り返すという体験から，いろいろな気づきや発見が出てくることも期待できます。

「結」では，改善策を絞り込んでいきます。多くのアイデアが出された場合には，シールや付せんを配布して板書上のそれぞれが支持するアイデアの上に貼り付けてもらい（複数選択可），皆が支持するアイデアを抽出していきます。

今回は人数が少ないので，なぜその案を支持するのか1人ひとりの意見を丁寧に聞き合う形式でもよいでしょう。こうしたプロセスを踏むことで，どの案に決まってもメンバーに納得感が生まれます。

この日のミーティングではアイデアの絞り込みまでに留めて，実際に採用する方法を次回のミーティングで看護師長が提案すること，そして実行につなげるためのプランをまた皆で考えたいことを共有して，クロージングします。

ファシリテーション（話し合い・学び合い促進）のコツ

◉ 紙芝居プレゼンテーションの活用

「起」のプレゼンテーションでは，看護師長はファシリテーターではなく，看護師長の立場で伝える時間になります。同じ人物がファシリテーターと看護師長の2役を担当するので，役割の混同が起きやすくなります。そこで，看護師長としてのプレゼンテーションは紙芝居で可視化しておくことで，後でファシリテーターとしての自分が，看護師長としての発表を客観的に扱えるように工夫しておきます。

パワーポイントなどで映写する方法もありますが，より対話的な場をつくるために，紙芝居プレゼンテーション（KP法）をお勧めします。紙芝居プレゼンテー

ションとは川嶋直氏[1]が開発した手法で，Ａ４の紙をスライドに見立てて，伝えたいことを書き出し，紙芝居のように１枚ずつ読み上げながら貼り出す方法です。パソコンを使ったプレゼンテーションと異なり，参加者１人ひとりと目を合わせながら語りかけるように説明できることが利点です。また，紙芝居を壁面に貼り出せば，参加者が一覧することもできます。端的にポイントを記した紙芝居を作ることは，伝える側である看護師長の思考整理にもつながります。

　また，看護師長としてなのか，ファシリテーターとしてなのか，どちらの立ち位置で発言しているのかを，常に意識し表明することも大切です。

◉ランク（職位）を感じさせない進行を

　この事例では，ランク（職位）の違いがある中で，どのように話しやすい雰囲気をつくるのかが１つのポイントになります。人数が少ない対話の場であることも特徴です。

　そこで，板書の時にはあえて誰の意見かは記録せず，チームメンバー全員が「私たち」という一人称で意見を考えられるように進めていきます。

　今回のミーティングの企画者は病棟の運営責任者である看護師長なのですが，主任を含むマネジメントチームで共に運営していきたいという思いを，メンバーに感じてもらえるような進行を心がけていきます。

まとめ

　毎日顔を見合わせている仲間だからこそ，プログラムデザインを行い，ファシリテーターを立ててしっかりとミーティングをすることに意味があります。日頃から看護師長が，対話型・理念共有型の組織づくりや次世代の育成がチームミーティングの目的であると発信することも大きな意味を持つでしょう。

　最終的な病棟の責任者は看護師長ですが，主任やスタッフたちと病棟運営を共に考え実践することで，看護師長自身の気持ちが楽になる部分があるでしょう。

　マネジャー間にポジティブに協働する雰囲気が生まれ，それがスタッフにも伝わってくると，病棟マネジメントチームミーティングが「お局さん会議」と言われることもなくなります。スタッフが「早くマネジメントチームのメンバーにな

りたい」と思えるような場づくりを目指したいものです。

　また，繰り返しになりますが，この事例の特徴は，議題提案者の看護師長がファシリテーター役も担うことでした。病棟で何かを話し合うときに，看護師長も当事者である場合や，病棟で起きたインシデント・アクシデントのふりかえりなどで看護師長の意見も記録に残したほうがよい場合では，他病棟の看護管理者やリスクマネジャーにファシリテーターを依頼することもできます。特に看護師長自身もふりかえりをしたいときには，その方が効果的になると思います。ファシリテーションスキルが共通のコミュニケーションスキルとして組織内に広がると，ファシリテーターを務め合うことも可能になります。

　この例の参加メンバーは，病棟運営を担う「チーム」になります。中間管理職への昇任をためらう人も多いと聞きますが，マネジャーが協働してチームで活動するスタイルが成立していると，次世代を育成することにもつながるのではないでしょうか。

展開例
3

「参加型研修」
クリニカルラダーレベルⅡ「倫理研修」

企画の背景と現状確認：看護部の教育研修の課題とは

　皆さんの施設では，年間の教育研修にどのぐらいの時間をかけていますか。研修はそのテーマや内容に応じてさまざまな企画の方法があります。病院看護部では若手を中心に毎年スタッフの入れ替わりがありますが，「どのような人材を育成したいのか」というビジョンや目標を看護部内や病棟内で共有し，学習対象者のレディネス（準備性）に応じた適切な教育研修プログラムをつくり上げていきたいものです。

　看護部が企画する研修では，講義が主体で最後に多少の質疑応答があって終了，という講義型の研修が多いのが実情でしょう。こうした一方向から知識を注入するタイプの研修もテーマによっては必要ですが，参加者の主体的な学びにつながりづらいというデメリットがあります。

　一方，ファシリテーションやプログラムデザインのスキルは参加型の研修で強みを発揮します。相互に学び合う要素を研修に取り入れることで，主体的な学習につなげることができます。また，知識の注入を目的とした講義型の研修であっても，講義やプレゼンテーションの後に，小グループで近くの席の人と対話をする時間をつくるといった工夫を通じて，"参加感"を高め，聞きっぱなしの研修で終わらせないことが可能です（このポイントについては後述します）。

　参加型の研修を増やしたいと考えてもなかなか知識とスキルが身につかないと感じている読者も多いかもしれません。そうした方々に向けて，ここでは，クリニカルラダーのレベルⅡのスタッフを対象とした，参加型の要素を取り入れた「倫理研修」のプログラムデザインを考えてみたいと思います。

「7W3H」で「倫理研修」の基本要件を確認する

　院内研修の企画においては，対象（研修参加者）を設定し，そのレディネスを踏まえた上で，クリニカルラダーや教育プログラムを基に，学習目標や具体的な研修の内容を検討していくことが多いと思います。「看護師のクリニカルラダー（日本看護協会版）」[2] のレベルⅡを見てみると，「標準的な看護計画に基づき自立して看護を実践する」レベルと定義されています。個別の目標は以下の通りです。

- ケアの受け手や状況（場）のニーズを自ら捉える（ニーズをとらえる力）
- ケアの受け手や状況（場）に応じた看護を実践できる（ケアする力）
- 看護展開に必要な関係者を特定し情報交換ができる（協働する力）
- ケアの受け手や周囲の人々の意向を看護に活かすことができる（意思決定を支える力）

　レベルⅡの看護師は一通りの看護を実践でき，受け手の情報を収集してケアに活かすことができるということになります。ここに今回のテーマでもある「倫理」という要素を加えると，とりわけ下記の内容が重要と考えられます。

- 自立してケアの受け手に必要な身体的，精神的，社会的，スピリチュアルな側面から必要な情報収集ができる
- 得られた情報をもとに，ケアの受け手の全体像としての課題を捉えることができる
- ケアの受け手を取り巻く関係者の立場や役割の違いを理解した上で，それぞれと積極的に意見交換ができる
- ケアの受け手や周囲の人々の思いや考え，希望を意図的に確認し，ケアに関連づけることができる

　つまりレベルⅡの看護師は，患者や家族の希望や価値観をさまざまな側面から捉えた上で，それを尊重し意思決定を支えること，また，チーム医療のメンバー

として関係する職種に伝えて意見交換ができることが求められていると言えます。そのため，クリニカルラダーで求められている状態と「倫理」というテーマとを結びつけながら，7W3Hの各項目で研修の基本要件を整理していきます（図5-5）。

　また，倫理のように，明確に結論づけられないテーマの研修の場合，研修後の自分の姿を描くことができ，行動変容につながる研修プログラムにすることが，研修の達成感に大きく影響します。この点は研修参加者に意識づけるだけではなく，メインファシリテーター，講義担当者，グループワークのファシリテーターなど，企画と運営に関わるメンバー間で共有しておくことが重要です。

　レベルⅡの看護師は当然，ケア実践において困難やジレンマに直面することがあるでしょう。そこで今回の研修の❶ WHY は，「現場で感じる『倫理的ジレンマ』とは何かを知る，そのジレンマへの向き合い方と対応方法を学ぶ」としました。臨床実践においては1つの絶対的な正解があるわけではないこと，職種間

図5-5 ｜ クリニカルラダーレベルⅡ「倫理研修」の7W3H

第1階層 何のために 誰のために	❶ **WHY** 目的/目標 ・現場で感じる「倫理的ジレンマ」とは何かを知る ・ジレンマへの向き合い方と対応方法を学ぶ		

第2階層 企画をする上で 明確にすべき	❸ **WHO** 主体/講師/ファシリテーター 教育委員会（企画） メインファシリテーター：A教育委員 講義講師：B専門看護師 グループファシリテーター：教育委員会リンクナース（3名）	❹ **WHAT** タイトル/ネーミング クリニカルラダーレベルⅡ「倫理研修」現場で活かす看護倫理〜ジレンマにどう対応するかを考える	❺ **HOW MANY** 規模/回数 24名 今年度は1回

第3階層 プログラム デザイン	❾ **WHAT** アクティビティー/内容 ・相互インタビューと他己紹介 ・講義「心理的ジレンマ」 ・独居がん患者の退院支援（事例） ・ジレンマポイントの明確可		

で治療方針などをめぐり信念対立が起きることはしばしばであること，感じたモヤモヤ（ジレンマ）を言語化し，そのモヤモヤ（ジレンマ）を多職種が対話の中で共有しながら解決策を探るのが重要であること —— こうした事柄をまずは知ってもらうことを目的としました。

　倫理研修を受講した後，心が揺らぐようなケア場面に遭遇した時に，それを言語化して他の関係者と共有できる看護師になることがクリニカルレベルⅡの学習目標であると設定して，具体的な企画に移ります。

　なお，ファシリテーションを活用した「参加型研修プログラム」の基本的な流れをコラム（▶P179）に示しました。この基本的な流れも参考にしながら，以下に研修プログラムを考えていきます。図5-6 がマンダラ，表5-4 が進行表です。

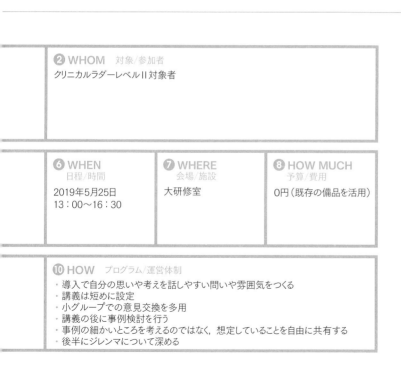

❷ WHOM　対象/参加者
クリニカルラダーレベルⅡ対象者

❻ WHEN
日程/時間
2019年5月25日
13：00〜16：30

❼ WHERE
会場/施設
大研修室

❽ HOW MUCH
予算/費用
0円（既存の備品を活用）

❿ HOW　プログラム/運営体制
・導入で自分の思いや考えを話しやすい問いや雰囲気をつくる
・講義は短めに設定
・小グループでの意見交換を多用
・講義の後に事例検討を行う
・事例の細かいところを考えるのではなく，想定していることを自由に共有する
・後半にジレンマについて深める

図5-6 クリニカルラダーレベルⅡ「倫理研修」
現場で活かす看護倫理──ジレンマにどう対応するかを考えるのマンダラ

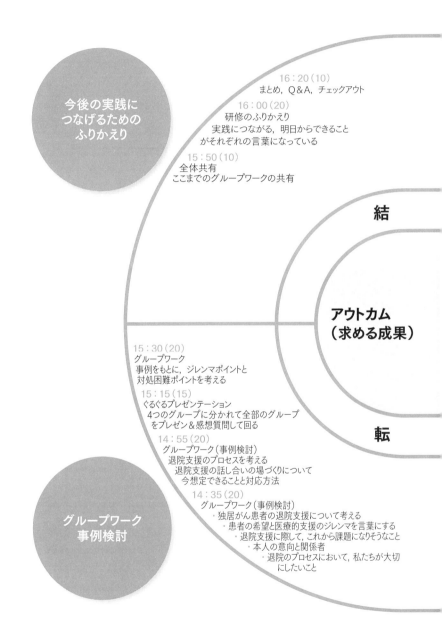

*時刻の後のカッコ内の数字の単位は分

2019年5月25日
13:00～16:30
大研修室
クリニカルラダーレベルⅡ参加者24名，
教育委員会メンバー7名

13：00（10）
あいさつ，オリエンテーション
（OARR）

13：10（5）
チェックイン（隣の人と話す）

13：15　相互インタビュー（30）
2人組で，相互にインタビューをする
❶なぜ看護師になろうと思ったのか
❷これまでの看護実践の中で，印象に残っている
患者さん，ケアの場面を思い出し，話す
　❸❷の体験が教えてくれること，あるいは
　　今話してみて気づいたこと
　　❹私が看護実践で大切にしていることを
　　　一言で言うと？

オリエンテーション／
自己の体験をふりかえる

13：45（10）
4人組で他己紹介
1人2分×4ラウンド
　話した感想を4人で共有（2）

起

クリニカルラダー
レベルⅡに求めら
れていることを
理解し，ジレンマへの
対処法を話し合うこ
とで，チーム内で協
力し合う気持ちが
高まっている

13：55（20）
講義
「倫理的ジレンマとは」
（専門看護師，認定看護師）

14：15（10）
4人組で感想共有
　皆に役立つ質問があれば
　共有してもらう

承

14：25～35　休憩

講義（インプット）
「倫理的ジレンマ」に
ついて知る

表5-4 クリニカルラダーレベルⅡ「倫理研修」 現場で活かす看護倫理——ジレンマにどう対応するかを考えるの進行表

日時	2019年5月25日　13：00〜16：30
アウトカム（求める成果）	クリニカルラダーレベルⅡで求められていることを理解し，ジレンマへの対処法を話し合うことで，チーム内で協力し合う気持ちが高まっている
内容	**起** オリエンテーション／自己の体験をふりかえる **承** 講義（インプット）「倫理的ジレンマ」について知る **転** グループワーク事例検討 **結** 今後の実践につなげるためのふりかえり
参加者	24名（クリニカルラダーレベルⅡ）
進行チーム	教育委員会メンバー7名（メインファシリテーター1名，グループファシリテーター：リンクナース6名）
備品	ホワイトボード3台，ホワイトボードマーカー太字（赤黒青緑），イレイザー，A4用紙，水性マーカーセット（4人に1セット），模造紙8枚，配布資料（事例）
配布物	講義資料　事例資料
準備	12:45　会場設営，最初は人数分のいすと2人掛けの机でスクール型

進行プラン

	時刻	分	内容	詳細	備考
起 オリエンテーション／自己の体験をふりかえる	13:00	10	開会，オリエンテーション	OARRの読み上げの時間振り分けを確認	スクール型
	13:10	5	チェックイン	隣の人と話す	
	13:15	30	2人組で相互インタビュー（1人当たり12分×2回）	インストラクション（5分） ❶なぜ看護師になろうと思ったのか ❷これまでの看護実践の中で印象に残っている患者さん，ケアの場面を思い出し，話す ❸❷の体験が教えてくれること，あるいは話してみて今気づいたこと ❹私が看護実践で大切にしていることを一言で言うと?	
	13:45	10	4人組で他己紹介	・1人2分×4ラウンド ・話した感想を4人で共有（2分）	奇数列は後ろを向く
承 講義（インプット）「倫理的ジレンマ」について知る	13:55	20	講義：がん看護専門看護師と集中ケア認定看護師	**「倫理的ジレンマとは」** 看護協会の意思決定支援事例を参考にする	スクール型
	14:15	10	4人組で感想共有	・グループサイズを変えて感想を言い合う 　1人→2人→前後で4人 ・皆に役立つ質問があれば共有してもらう	
	14:25	10	休憩		
転 グループワーク事例検討	14:35	20	グループワーク（事例検討）	・独居がん患者の退院支援について考える ・事例共有（5分） ・患者の希望と医療的支援のジレンマを言葉にする（3分） ・退院支援に際して，これから課題になりそうなこと（3分） ・本人の意向と関係者（5分） ・退院のプロセスにおいて，私たちが大切にしたいこと（3分）	アイランド型（6人1組），グループファシリテーターをつける
				・感想共有（1分）	

		14:55	20	グループワーク（事例検討）	・事例の退院プロセスを紹介（2分） ・退院支援のプロセスを考える（5分） ・他院支援の話し合いの場づくりについて考える（8分） ・今想定できることと対応方法を考える（5分）	
転	グループワーク事例検討	15:15	15	発表：ぐるぐるプレゼンテーション	・新たな混合の6人グループをつくる（1分） ・4つのホワイトボードの前を上記のメンバーで回る。その場のホワイトボードのチームメンバーが簡単に伝え（1分），それ以外の人は感想や気づきなどを伝える（2分）3分×4 ・最後の共有は元のグループに戻る（2分）	
		15:30	20	グループワーク：ジレンマポイントと対処方法を考える	・私たちはどんな時にジレンマを感じるのか？（5分） ・ジレンマの対処方法にはどんなことが考えられるか，具体的に考える（5分） ・ジレンマの対処に困るのはどんな時か（5分） ・誰に何をどんな支援を求めたらいいのか考える（5分）	元の6人に
結	今後の実践につなげるためのふりかえり	15:50	10	全体共有	これまでのグループワークの共有（書き出されたものを見て回る）	
		16:00	20	研修のふりかえり，「私たちにできること」を考える	・ラダーⅡに求められる役割を再度伝え，私たちにできることを考える ・実践につながる，明日からできることがそれぞれの言葉になっている	
		16:20	8	まとめ　Q&A		
		16:28	2	事務連絡　チェックアウト	4人組であいさつかチェックアウト	
		16:30		終了		

プログラムデザインの実際

⦿ アウトカムの文章化

　プログラムデザインの最初の作業は，マンダラの真ん中にアウトカムを入れ込むことです。クリニカルラダー研修の場合，研修で知識やスキルを得るだけではなく，その学びが臨床現場での実践につながる具体的な行動変容が望まれます。そのため，アウトカムの文言に，「知る・分かる・できる」という学習プロセスを盛り込むことで，学習者の主体的な学びにつながることが期待できます。

　研修で何を求められているのかを明確にしましょう。この展開例では，「チーム内で協力し合う気持ちが高まっている」という文言を入れて，学習者である参加者が求められることを明確にしています。

⦿ 起承転結で考える今回の「倫理研修」のプログラムデザイン

　今回は，倫理がテーマになっています。参加者は倫理の基礎についてはラダーレベルＩで学んでいますが，実践現場で感じたモヤモヤ（ジレンマ）をどう表現し，対処すればよいかが分からない状況であることが想像されます。ここで大切なことは，「自分の感情や価値観を率直に伝えられる」場や「自分とは違う価値観をそのまま受け止めることができる」場をつくることです。

　そのために，「起」に当たるオリエンテーションの後に，「対話がしやすい」雰囲気をつくり出していきます。自分が大切にしていることや価値観をふりかえり，それを相互に共有してお互いの違いを尊重し合えるような要素を対話的に入れ込みます。今回は「相互インタビューと他己紹介」という手法を使って，自分のことを他者が語り，他者が語った自己を客観的に認知するという体験を入れています。

　今回のように倫理やジレンマといった少し重いテーマを扱う時には，そこに向かうための学び合いのレディネスを作った後に，「承」として講義で新しい知識や情報をインプットします。今回の講義は，倫理に関する知識を持つ専門看護師や認定看護師を講師に，「倫理的ジレンマとは何かを知る」時間を持ちます。

　その後，「転」の部分で参加者の日常にありそうな事例をもとに，対話の場を使って「承」で得た知識と統合していきます。「結」の部分ではラダーレベルⅡで

ある参加者に期待していることを伝え，自分たちが実際にできそうなことを言葉にするようなワークを用意しておくと，研修後の動きが具体的に理解できます。参加者それぞれが自分の言葉で学びや気づきを表現して，明日からできることを言語化することで，行動化につながります。

◉ 研修での学びを現場の実践につなげる仕掛けづくり

　ここでは年に１回の研修として企画しましたが，数か月後に２回目の研修を企画して，学びを深めることも有用です。例えば，１回目の研修後に現場の実践の中で感じたジレンマと自分が取った行動を持ち寄りグループワークでシェアし合ったり，お互いの体験に対して感じたことを述べ合い正解は１つでないことを実感し合ったりするのもよいでしょう。

　１回の研修だったとしても，実践をふりかえるレポートを研修後に書いてもらい，直属の看護師長や，倫理に関する知識を持つ専門看護師や認定看護師などによるフィードバックコメントをつけて返却するなどの工夫も考えられます。Off-JT と OJT，現場の実践をうまく結び，自らの経験を次の実践に活かせるようならせん型の学びの構造を創り出していきましょう。

ファシリテーション（話し合い・学び合い促進）のコツ

◉ 空間デザインの工夫

　今回の研修では，プログラムの展開に合わせて，スクール型とアイランド型の２つの空間デザインを活用しています。

　途中で講義が入るプログラムデザインでは，集中して講義を聞くことにスクール型が適しているため，展開例３も最初の設営はスクール型で行いました。アイランド型は，グループワークに適した配置なので，講義のパートでは少々きゅうくつな設定になります。また，グループワークが苦手な人は，そこにいるだけで身構えたり，緊張したりするかもしれないので，細心の注意が必要です。

　そこで，プログラム冒頭にある「相互インタビュー」や「他己紹介」といった小さなグループワークを，スクール型を崩さずにできるよう工夫しました。例えば，スクール型でも隣り合わせの人と２人組をつくることができます。奇数列

の人が後ろを向けば4人組ができ，最後列で3列残ったとしても真ん中の列の2人組のうち1人が前を，もう1人が後ろを向けば3人組が2つできます。このように大きく体制を崩さないまま周囲の人と話すことを繰り返すことで，その後のグループワークなどで話しやすくなるという効果も得られます。

　このように空間デザインを活用することで，講義中心の研修の合間に小さなワークを入れて学び合いの効果を得ることも可能になります。なお，空間デザインについては，第3章のP049で詳しく解説していますので，参照してください。

◉ファシリテーターの立て方

　グループワークのある研修プログラムでは，グループファシリテーターと称して，グループワークにファシリテーターを投入することがあります。グループファシリテーターは研修企画チームの一員になりますので，企画の意図を共有することが重要です。

　看護部研修のグループワークでしばしば遭遇するのは，誰が話し合いの主体なのかが分からなくなってしまうケースです。グループファシリテーターを先輩や上司が務める場合に，メンバーにアドバイスをしてしまう場合があります。あくまでも主体は研修参加者であり，グループファシリテーターは対話を促進するための伴走者であり対話を恣意的に誘導することがないよう共有しておきましょう。多くのグループが同時にワークをする場合，複数のグループファシリテーターが共通の資料を使ってインストラクションをするだけで，グループワークのプロセス管理ができます。ここでも紙芝居プレゼンテーション（▶P162）が活用できます。

　また，先輩や上司がグループに入ることで，緊張感が生まれたり，抽象的な言葉しか飛び交わない状況に陥ったりする場合もあります。あくまでも主体となる参加者の立場で，よりよい学び合いができるようなメンバー編成をすることも重要です。

◉講義は最小限に

　より「参加型」の要素を高めていくためには，「講義」は短時間で設定することをお勧めします。臨床現場での研修は成人学習であり，参加者は実践者です。そ

のため，講義で聴いた新たな学びに対して感じたことを言い合える時間を持ったり，学びを現場の状況に合わせてイメージできるよう「問い」の工夫をしたりします。

　冒頭でも述べましたが，講義中心の研修でも参加者相互に学び合う時間をつくることで“参加感”を高めることができます。ここでもポイントとなるのがグループサイズの活用です。最初は1人で自分の中で今起きている感情などを確認し，それを近くの2～3人で共有し，その後さらに多い人数で共有していきます。自分の言葉でアウトプットする状況を段階的につくり出すことで，「講義を聞いただけ」の状態から「内容が分かる」状態に変換していくのです。その後，その学びを実践現場に置き換えるステップを経て，自分ごととして使える知識にしていきます。

◉ グループワークのプログラムをつくる

　「評価基準」や「講義の内容」は細かく準備されているものの，グループワークについては「グループワーク」と書かれているだけで，詳細な内容が記載されていない研修計画書をよく目にします。ファシリテーションを活用した参加型の研修を実施するためには，このグループワークを，相互作用のある参加型の学び合いにするところから始めてみるとよいでしょう。

　展開例3では，講義の後の「転」のパート（事例検討）に，グループワークを織り込みました。グループワークにおいて「グループで話すこと」自体にも共有や試行という意味がありますが，さらに話したことを深め合うプロセスを加えることで，新しい気づきを生み出す場をつくることができます。

　グループワークの最初に「司会」「書記」「発表者」といった役割を決めてしまい，その役割に応じた責任でワークを進めていくスタイルがよく見られます。ただ，役割が決まった途端に，「全員が参加者（当事者）」という自覚が薄れる場合があります。

　そうした場合は，全員が参加者という意識を持ってグループワークに臨めるように，各グループに前ページで述べたグループファシリテーターをつけることも有効です。

　また，グループワークがひと通り終わったら，話し合われた内容を書き出した

模造紙をホワイトボードなどに貼り出します。その後，各グループメンバーが混合になるよう，研修参加者全員で新たなグループをつくり直します。その新たなグループで，全てのグループの話し合いの内容を眺めて回り，感想や気づきの交換をします。これを「ぐるぐるプレゼンテーション」と呼んでいます。この後，元のグループに戻って，他のグループのメンバーから出された感想を共有してさらに考えることもできます。

　従来のグループワークの発表の方法では，発表することに集中してしまい他のグループの発表を聞けないということがよくありますが，話し合いもプレゼンテーションも全員参加型にすることで，全員が参加者という意識が高まります。

まとめ

　看護師は基礎教育の段階から問題解決型思考が刷り込まれており，つい1つの答えを求めがちです。研修を企画する際にもそうした思考にとらわれがちですが，患者・家族の多様な価値観を大切にする看護師にとって，課題解決を即座に図るのではなく，分からないところに共に居続けることも1つの本質だと思います。

　ケアする側の価値観が揺らぐ場面も多いことから，看護師にとって「答えは1つではない」ということを体験的に学ぶ機会は重要で，ファシリテーションスキルや，グループワークやワークショップといった手法は，そうした学びの場をつくり出すことに寄与します。

　倫理的な問題をはらむ事例に遭遇したときのカンファレンスにも有効です。さまざまな選択肢の中から，関係者の知恵を重ね合わせて，対話の中で最善の方法を探っていく場にも機能するでしょう。また，ファシリテーターには，選択の結果はかなり先にならないと分からないとか，結果を知ることはできないかもしれないというような共通認識をつくり出す度量も必要になるでしょう。

引用・参考文献
1　川嶋直：KP法─シンプルに伝える紙芝居プレゼンテーション．みくに出版，2013.
2　看護師のクリニカルラダー（日本看護協会版）．2016.
　 https://www.nurse.or.jp/nursing/education/jissen/index.html（last accessed 2019/07/15）

「参加型研修プログラム」の基本的な流れ

　ファシリテーションを活用した「参加型研修プログラム」のデザインには，基本的な流れがあります。次ページにマンダラ（参考資料）を示します。

⦿ 起

　「起」は，オリエンテーションと研修への積極的な参加意識をつくる部分です。研修参加者の経験年数にばらつきがある場合には，自分だけができないことがあるのではと緊張する参加者もいるので，誰もがあまり変わりないのだということを示すため，手あげアンケートやざっくばらんに各自の現状を話すといった時間を初めにつくると，その後の研修が進めやすくなります。

⦿ 承

　「承」は，インプット（知識の注入）の時間として，講義やプレゼンテーションを入れます。

⦿ 転

　「転」は，「承」で学んだことを自分の経験や現場に置き換えて考えたり，実際に自分たちが実施することを体験したりする場として準備しておくとよいでしょう。

⦿ 結

　「結」は，実践に向けた不安などを共有したり，実践プランを考えて「自己宣言」する時間などを入れたりして，参加者が学びを現場で活かすための架け橋，きっかけとなるような時間にします。

⦿ 研修をその後の学びにつなげるアイデア

　「結」の内容をもとに，後日，その後の実践状況を共有し合うフォローアップ研修を企画してもよいでしょう。研修としての実施が難しくても，メーリングリストやSNSなどで研修参加者のネットワークをつくり，継続的な情報共有や現場変革に向けた基盤とするのもよいでしょう。

・簡単なサマライズ（まとめ）
・写真などを見せるのも有効
・ポートフォリオに入れるのもよい

❿ 全体のまとめ
簡単に全体をふりかえり，実践行動に期待することを伝える

・ファシリテーターは用いる
　言葉を大切にする

❾ 実践行動宣言
・「私たち→私という」変化をつくり個人の行動化を
　促す
・明日からやれることや3か月程度でできる
　ことといったものを想定し言葉にする

❽ 全体での共有
発表だけではなく，参加できる工夫を
する
最後にもう一度，最初と同じグループ
でふりかえる

結

Outcome
（求める成果）

転

・話しやすいことから話せる
　ような工夫をする
・できれば，動きのあるもの／
　こと，グループサイズの変更
　も工夫する
・多くの人と意見交換ができ
　るよう工夫する
・発表者や進行役を置くこと
　もあるが，できるだけ全員が
　参加できる方法を考える

❼ ワークのふりかえり
ワークの感想，学んだこと
気づいたことのシェア
自分の言葉での言語化

❻ 講義でインプットされたことを現場に
　つなぐワーク
・問いと対話を活用して，話しやすいこと
　から話せるように組み立てる
　・否定的な意見も大切に聞き合う
　　・抽象的なものよりは具体的になるように，互いに聴き合い，
　　　ジャッジしない
　　　・きれいな発表にならなくてもよい

❶ あいさつ
オリエンテーション
参加者に期待されていることなども
状況に応じて伝える

❷ 知り合いタイム
手挙げアンケートやチェックインなどを使って，小さな
対話の練習をする
グループワークがあれば，書く練習なども入れておく

❸ テーマに対する本音レベルのことを
共有する時間
何を言ってもいいと場であることと，参加者
は皆それほど変わらないことを共有する

・OARRは，模造紙，ホワ
イトボード（シート）など
に書き出しておく
・関係性やテーマによっ
てフォーメーション，グ
ループサイズを考える
・問いはいくつか用意し，
その場の雰囲気で使い
分ける

起

研修で得られる成
果を，参加者が研修
終了時にどうなって
いるか（ゴール）がイ
メージできるように言
語化

承

❹ 知る時間
講義など，新しい知識のインプットの
時間

・講義はたくさん入れ込
まず，目的・目標と，参
加者の特性に応じたも
のに厳選する
・パワーポイントや紙芝居
プレゼンテーション（KP
法）など，場に応じて使
い分ける
・資料は多すぎないこと
が重要

❺ 講義を深める時間
周辺の人と，感想を言い合い対話を通
して質問を出したり気づきを共有したりす
る時間
→全体に共有したいことがあれば募る，出され
た感想や質問は書き出す

休憩

・講義で伝えて終わりで
はなく，参加者間で理解
を深める時間を持つ
・グループサイズや見え
る化を工夫する

ファシリテーションのこころ

中野民夫

想定の保留と
マインドフルネス

第6章では，マインドフルネスなど，対話の場を育むファシリテーターやケアする人自身を根源から支える思想や哲学をお伝えします。

自分の意見や想定に固執すると

ある年の日本緩和医療学会学術大会で，「緩和ケアの現場が輝く対話とは」という演題で講演を頼まれました。いろいろと考えて，「ファシリテーションと瞑想」をテーマに話をさせていただいたのですが，「現場が輝く対話」というのは，難しいテーマでした。

場をつかさどるファシリテーター側が，皆が参加しやすい場づくりを工夫することで，「活発な対話」はある程度実現できます。そこからさらに「輝く対話」にするためには，加えて何が必要なのでしょうか。

例えば，なかなか言い出せなかったことを，勇気を振り絞って発言したとき，頭ごなしに否定されたら誰だってめげてしまいます。また，自分の意見の主張に固執して，人の話をちっとも聞かない人がいたら，だんだん話す気もなくなっていくでしょう。「現場が輝く」には，医療関係者や患者，家族などそこに関わる全ての人々が，役割や個性の違いがあっても，それぞれの思いや気持ちが十分に聞き届けられ，お互いの違いや得意なことが活かされて，生き生きとしていることが大切なはずです。

物理学者でありながら，世界の「コミュニケーション」の問題に取り組んだ米国のデヴィッド・ボームは，著書『ダイアローグ—対立から共生へ，議論から対話へ』[1] で，創造的な対話を妨げるものとして「意見や想定に固執すること」を挙げています。

彼は言います。「対話の何よりの障害となるものは，想定や意見に固執し，そ

れを守ろうとすることだ」と。人はそれぞれに何かの考えを持っています。それはそう考える理由があったからで，その考えや意見や想定が否定されると，反射的に守りたくなるものです。しかし頑固にそれに固執していては，せっかく他の仲間と一緒に新しいものを生み出していく創造的な対話は成り立ちにくいのです。

そこで必要なのが，「意見・想定を保留する」(suspend assumption) ことだとボームは語ります。「想定を持ち出さず，また抑えもせずに，保留状態にすることが求められる」[1] と。

自分がこうだと思っていることを率直に語るけれども，それをただ目の前に掲げて吊るしておく。他の人の意見も，すぐに賛成や反対したりするのでなく，お互いにただそのまま目の前に掲げていく。こうして，フラットな状態でお互いの意見の意味するところを淡々と共有していく。そんな保留を積み重ねていった結果として，ある瞬間にそれらがスパークして新たな気づきや発見が双方に起こったり，新たな創造的な考えが飛び出してきたりすると言うのです。

思い込みに気づくマインドフルネス

「そこで起こっていることに，ジャッジ（判断や評価）を加えずに，ただありのままに気づいている」という保留状態は，そのまま「瞑想」や今ここのありのままに気づく「マインドフルネス」(mindfulness) に通じます。

ヴェトナム出身の仏教者ティク・ナット・ハンは，「瞑想とは，何も考えないことではなく，今ここで起こっていることをはっきりと知ることです」と，1995年に来日したときに教えてくれました。

私たちは過去に起きたことへの怒りや後悔，未来への不安など，自分の中のさまざまな感情や思考にずいぶん振り回されている。生きているのは常に今ここの一瞬なのに，その大切な瞬間を過去への後悔や未来への心配でいっぱいにしてしまう。瞑想とは，身体を調え，呼吸を調え，そして心を調えながら，自分の中で起こっている後悔や不安などさまざまなことに気づき，判断も評価も加えずにただありのままを認める練習なのだ，とティク・ナット・ハンは語りました。

瞑想によってもたらされる「今ここへの気づき」の状態は，最近「マインドフルネス」と呼ばれて，医療の世界などでもよく聞かれるようになりました。ケア

する人は，ともすれば相手の状態に引き込まれてしまい，共感疲労や燃え尽きに陥る可能性があります。対人ケアに携わる人こそ，瞑想やマインドフルネスが必要なのです。

　今ここで，自分の中に起こっていること，相手の中に起こっていることを，ただはっきりと知る。ひとたび気がつけば，巻き込まれて溺れてしまうことから少し自由でいられる。そして，その隙間から冷静な判断が生まれる。それが，マインドフルネスの考え方です。

マインドフルネス・リトリート

　2017 年のゴールデンウイークに富士山麓で 3 泊 4 日のマインドフルネス・リトリートに参加しました。マインドフルネス・ブームの源流の 1 人であるティク・ナット・ハンは，フランスにプラムビレッジという拠点を築き，国際的な活動をしてきました。そこで修行を続けてきた僧侶や尼僧の十数人が，脳梗塞で倒れてから外遊ができない高齢の師の代わりに，毎年来日してさまざまな企画をこなしているのです。5 月の気持ちよい季節，富士山麓に，大勢の人が集まりながらも静かで穏やかな世界が出現しました。

　やることはシンプルで，静かに座ってありのままの呼吸に意識を向ける「マインドフルな呼吸」，外をゆっくり歩く「歩く瞑想」，そしておしゃべりは控えてじっくり味わいながら食べる「食べる瞑想」を中心に，法話，歌，リラクゼーション，儀式，小グループでのわかちあい，などです。

　「マインドフルネス」とは，前述したように今ここで起こっていることをありのままに，評価や判断することなく，ただ気づいている状態のことです。過去の後悔や未来の心配など，今ここに実際にはないことで心をすり減らしがちな私たちですが，立ち止まって自分自身に立ち返り，今この瞬間に生きているということを，しっかりと味わえるようになるために，さまざまな実践の手法が開発されています。習熟すれば，創造的な対話にも役立つし，ファシリテーターとしても存在感が深まり，臨機応変な対応が自然にできるでしょう。

　リトリートのダルマトーク（法話）の中で，印象的だった話の 1 つは，「手放すこと」です。

私たちはいろいろな物事に対して，固定観念を持ちがちです。幸せや喜び，自分自身や他者についても，育った環境，社会，教育などの中で培われた自分なりのイメージで見てしまう。そういうイメージを手放すのは，怖くてなかなかできません。しかし，私たちは，そんな限られたイメージよりも，実はもっと大きな存在なのです。自分はこういう人，あの人はこういう人，幸せとはこういうもの，などという全ての概念を手放すことができれば，無心になることができ，そこにはすでに幸せや喜びがあることが分かる，というのです。

　「自由になりたいのなら，幸せになりたいのなら，手放せ。手放せ。もっと手放せ。さまざまな実践は，手放すためにやっている」という話は，深く印象に残りました。

　マインドフルネス・リトリートには，さまざまな苦しみを抱えて参加されている方も多かったようですが，日に日に皆さんが笑顔になっていくのに驚きました。このようなマインドフルネスのトレーニングは，1人ではなかなか続けられません。そこで各地に「サンガ」と呼ばれるコミュニティも生まれてきています。

　忙しい毎日の中で，まずは，自分の呼吸に気づくことから始めます。そこから自分の体，感覚，感情，そして思考のありのままに気づいていけるのです。ゆったり呼吸し，自分自身に立ち返る。一歩一歩を丁寧に歩き，一口一口を丁寧に食べる。そんなシンプルな実践の積み重ねの中で，自分にも，他者にも，微笑むことができるようになるのだ，ということが，改めて染み込んでくるリトリート体験でした。

セルフコンパッション──まずは自分のカラダから

　米国ニューメキシコ州でウパヤ禅センターを主宰する米国のジョアン・ハリファックスは禅の女性の老師で，著書『死にゆく人と共にあること』(原著タイトル：Being with Dying)[2] などで知られ，死を看取る人々を育ててきました。彼女は 2012 年から毎年来日し，"GRACE" というプログラムなどを教えてくれています。GRACE とは，死にゆく人へのケアに携わる医療者を対象にした，仏教思想やマインドフルネスを基軸とする支援プログラムで，コンパッション（深い慈悲心・思いやり）と智恵に根ざしたケアを育むためのものです。GRACE とい

う名称は，このプログラムの５つのステップの頭文字をつなげたものです（図6-1）。

　奈良で３年にわたって行われた合宿には，日本の医療関係者と瞑想指導者らが集い，私もファシリテーターとして全体の進行に関わりました。中でも多くの参加者にとって印象的だったのは，前述の５つのステップの３番目の "A" のところでした。

　対人援助職やケアに携わる人は，つい相手のことを先に考えてしまいがちですが，大事なのはまず自分を感じることだというのです。それも，アタマで考えていることではなく，まずはカラダで感じることに注意を向けようとハリファックスは言います。次にココロで感じることを，そして最後にアタマで考えていることを，マインドフルにありのままに観てみようというのです。これは普段やっていることと相当違います。いつもは頭で考えていること中心で，少し気持ちも配慮することが多いのではないかと思います。しかし彼女は，まずは自分のカラダから感じようというのです。

　自分のカラダ，ココロ，アタマをまずしっかり感じて，それからようやく相手です。自分のカラダ，ココロ，アタマを感じている感覚を相手にも広げ，まずは

図6-1 ｜ ジョアン・ハリファックスによる "GRACE" の５つのステップ[3]

G Gathering attention
注意を集中させる

R Recalling intention
動機と意図を思い起こす

A Attuning to self, then other
まず自分，そして他者の身体・心・思考に気づきを向ける

C Considering
何が本当に役に立つかを熟慮する

E Engaging, Enacting, Ending
行動を起こし，終結させる

相手のカラダを感じ，そして次にココロを感じ，最後にアタマで考えたり話したりしていることを観ていくのです。普段，まずは相手の言っていることに注意を向けがちな私たちにとっては，全く違ったアプローチです。

このことに挑戦するワークも体験しましたが，相手と対話しているときに，自分の身体感覚や感情を丁寧に感じてみることは，なかなか容易なことではありません。それでも，相手が口にしている言葉に反応してあれこれこれまでの知識や経験や先入観で考えてしまうことを超えて，相手の本当の気持ちを推し量ることや，本当に身体が求めていることを察していくためには，このようなトレーニングが大切なのです。患者や同僚と同じように，いやそれ以上にまずは自分自身を大事にすることは，燃え尽きないためにも重要なのです。

お互いが輝ける現場に向けて，ファシリテーターができる場づくりだけでなく，そこにいる1人ひとりが自分の言動にマインドフルになって，想定や思い込みを保留し合い，新たな発見や創造へと共に開かれていくことは，こんなふうに，ファシリテーションと瞑想の相互作用の積み重ねから可能ではないか，と考えています。

讃え合う文化を

本書を読んでくださっている皆さんの多くは，医療の現場で頑張っておられることと思います。私も大学教育の現場で日々奮闘しています。世界中の多くの人々の小さな努力やチャレンジの積み重ねで，それぞれの現場もこの世の中もなんとか回っています。しかし，その労苦を讃え合う場は，意外に少ないのです。やったこと，できたことよりも，まだまだ十分には対応できていない「問題」ばかりが目について，自分に対しても他者に対しても，讃えるよりも責める方が，私たちはどうも得意なようです。もう少し，お互いの奮闘を心からねぎらい合い，讃え合ってもいいのではないでしょうか。

人の話を聞きながら，私たちの中にはさまざまな反応が起こります。それぞれ自分の経験や知識に引きつけて聞くから，その人が本当に言いたかったことをそのまま共感して受け取るよりも，自分なりに聞いてしまうことが多いのは事実です。それも，これはいいな，とか，ちょっと違うよな，あとで何て言ってやろう

か，とか，さまざまな判断・評価をしながら聞くことが多いのではないでしょうか。そして，全体としては同意したり共感したりポジティブに受け取っていたのに，口をついて出てくる言葉はつい問題を指摘するような批判的なことから言ってしまうことさえあります。それで，相手も気勢を削がれ，傷つき，自分も心地よくはなく，お互いのエネルギーは低下してしまう。こういう小さな悪循環で，職場などの関係性がぎくしゃくする……。私たちは真面目に一生懸命やっているがゆえに，こういう傾向に陥ることはないでしょうか？

　さまざまな社会課題に取り組む活動家たちが集う場，米国カリフォルニアで毎年開催されている「バイオニアズ（BIONEERS）」に参加したとき，それぞれの真摯な取り組みが紹介されると，聴衆のほとんどが立ち上がって拍手喝采（かっさい）を送るスタンディング・オヴェイションの嵐が次々と沸き起こって圧倒されたことがあります。その雰囲気をそのまま日本に持ってくることはできないけれども，私たちにももう少し，讃え合ったり励まし合ったりする文化があってもいいのではないだろうか，と思いました。どこの世界にも課題は常に山積みだからこそ，取り組み続けていく原動力を，お互いの相互作用の中から引き出し合っていかなければ，人も組織も健全には続かないのだと思います。

　ただ，「褒める」こととは少し違うと思うのです。褒めるという行為は，相手が思い切ってチャレンジしてやりきって褒めてほしいと望んでいるタイミングにピタッと合えば，本人の自信につながる大事な効果を発揮します。でも，やたらと褒めることは，第1章でも述べましたが，相手をある種コントロールしてしまう操作的な怖さも持つのです。一方，「讃える」ことは言葉ではなく，黙って心を熱くしながら拍手するしかない世界です。何の見返りも求めない心からのエネルギーが発するものだと思います。

　たまには，自分の日々の頑張りに，そっと拍手喝采してみませんか。それができると，周りの人々の営みにも，あらを探したり妬（ねた）んだりすることなく，自然に拍手できるようになるかもしれません。

ありのままを認め合う

自分の物語を語り，聴く

　講座やワークショップを数多く企画・経験する中で，参加者同士が４人ぐらいの少人数グループで集中して話し合っているときに，その場全体にとても「美しい時間」が流れている，と強く感じることがあります。

　ある地方での大学の教職員向けのファシリテーション講座でも，そんな瞬間がありました。それぞれの人生を振り返って，「自分にとっての大きな学び」になった経験を思い出して，ワークシートに書き出し，４人組に分かれてそれぞれの学びのストーリーを交代に分かち合いました。このとき私はファシリテーターとして全体の様子を見ていたのですが，この時間がとても「美しい時間」と感じられたのです。

　今や教員として教える立場になっている大人たちが，それぞれの子ども時代からの大きな学びについての大切な物語を思い出し，丁寧に語り出します。そしてお互いに関心を持って，１人ひとりの話を傾聴します。さえぎられることなく，自分の話を最後まできちんと聴いてもらえる場は貴重です。しっかり聴いてもらえることで，安心しておのずと自己内省が深まっていき，そうして落ち着くことで，次に聴き役に回ったときに，人の話にきちんと耳を傾けることができます。

　こういう丁寧に聴き合う真摯な姿勢は，相互作用となって自然にグループ全体に広がっていきます。話す人は，目は見開いていても半分は自分の内側を観ながら話し，聴く人は，話す人の方を見つめ，自然にうなずきながら聴いています。いくつものグループで，大切な話が静かにシェアされているそういう穏やかな時間が，とても「美しい」と感じたのです。「静謐な時間」とも呼べる瞬間です。

自分をふりかえり，お互いに聴き合う

　忙しい毎日，たくさんのやるべきことに追われて，自分のことを丁寧にふりかえったり味わったりする時間は少ないと思います。自分ではなかなか立ち止まれないので，ワークショップや旅など非日常の時間の中で，少し時間をとって，自分のことをふりかえることを大切にしたいものです。

　ワークショップでの準備運動として，私は参加者の皆さんとよく軽く「体操」をします。体操といっても気功やヨーガを応用したもので，立って大地をしっかり感じてからゆっくり両手を上げて背伸びしながら天につながるとか，ゆったりとした呼吸に合わせて首や肩を回すとか，とてもシンプルな動作です。

　「調身・調息・調心」という言葉があります。まず身体を調える。そうすると呼吸，息が自然に調ってきます。そうして初めて，心が調う。いきなり心を調えようと思っても，心の中のおしゃべりは簡単には収まりません。まずは身体を調えることが，実は心の穏やかさに至る近道なのです。身体と心はつながっていて，呼吸が架け橋になります。身体が調い，ありのままの呼吸をそのまま観続けることができれば，身体も心も共に穏やかに落ち着いてきます。

　私たちは，普段人の話を聞くときに，つい評価や判断をしながら聞くことが多く，「うーん，そこはちょっと違うんじゃない」とかジャッジしたり，興味深い話だと，それに刺激されて自分の体験を思い出し，相手がせっかく話し始めているのに，自分の話でカットインしてしまったり……。

　自戒を込めて言うのですが，語っている人の言葉と気持ちにしっかりと耳を傾け，批判的にならず，そのまま受け取ることは意外に難しいものです。自分自身の中で起こるさまざまな反応に自覚的であるためには，前節で述べたようにマインドフルであること，今ここに目覚めていること，が求められるのです。

　普段はそうなのだけれども，少人数でお互いに大切な話を丁寧に話し，聴き合う場ができると，相互作用の賜物なのでしょうか，次第に気づきが深まっていくのが不思議です。瞑想してマインドフルネスの練習などしなくても，おのずと穏やかな美しい雰囲気になっていくのは興味深いことです。そこではいったい何が起こっているのでしょうか。

アプリシエイト＝自他のありのままを，そのまま認める

　会社を休職してカリフォルニアに留学していた 1990 年頃，"appreciate"（ア
プリシエイト）という英語の意味するところが，私にはなかなかよく分からな
かった経験があります。「感謝する」と辞書にはあるのですが，「アプリシエイ
ティブ・インクワイアリー」（Appreciative Inquiry：AI）という，その後日本で
も広まったインタビュー手法がその頃話題になっていて，何と訳したらいいのか
苦労したことを憶えています。

　組織開発の分野では，組織がギクシャクしているときなど，コンサルタントが
入って「何が問題か」と聞いて回ることがよく行われます。しかし「問題」に焦
点を当てて聞き始めると，人はつい言い訳や責任逃れ，悪者探しなどに終始し，
本当の課題や解決していく力からむしろ遠ざかってしまいかねないのです。この
ような問題解決型のアプローチは，残念ながら今もかなり行われています。

　一方，アプリシエイティブ・インクワイアリーでは，「最高の瞬間」に焦点を
当てます。例えば，あなたがこれまでこの組織で働いてきて，「最も充実してい
たと感じられる最高の瞬間はいつどんなときですか？」などとインタビューしま
す。そうすると，今はどんよりしていても，輝いていた瞬間のことを思い出し，
語り始めると当時のエネルギーもよみがえってきたりします。そして，「そんな
ふうにうまくいったのは，周りにどういう人がいて，どういう関係があったから
でしょうか？」などと，最高の瞬間を実現していた諸要素を探っていき，それか
ら「今，その状態を実現するためには，何が必要でしょうか」と現実的な課題へ
と戻ってくるという手法です。

　「問題」に焦点を当てると，しんどい感じになりつい伏し目になりがちですが，
こういう「最高」に焦点を当てるポジティブなアプローチでは，目は輝き，「そ
うだったな，またやるぞ〜」という元気が湧いてきます。ワークショップを企画
するときや，人生でつまずいたときにも，私は，この最高の瞬間からのアプロー
チを大切にしています。

　さて，このアプリシエイティブ・インクワイアリーの日本語訳は，その頃は
「真価を正しく評価する調査法」と理解していました。最近になって，先の「自

己をふりかえり，真摯に聴き合える場」で何が起こっているのかを考えたときに，それこそ「自他のアプリシエイション」が起こっているのではないか，と思い当たりました。「自他のありのままを，そのまま認め合える」ことがその瞬間起こっているのではないか，ということです。

　自分自身の来し方をふりかえり，思い通りに行かずに苦労した試練も今の自分を作ってくれた貴重な出来事としてそのまま認めていく。試練を経て人は成長するので，そのときは大変でも，後になれば無駄なことはなかったと思えて感謝の気持ちが湧いてきたりするのです。また，他者の話を聴くときは，なるほどそうだったのかとそのままを受け止め，認めて理解することは，その人を愛することにつながります。話す人にとっては，他者から自分のありのままを認められ，承認してもらえることは，とてもホッとすることであり，自信にもつながるのです。

　こうして，自分に対しても他者に対しても，アプリシエイト，つまり「真価をそのまま認める」「自他のありのままを，そのまま認め合える」ことができるようになっていると，その相互作用の響き合いの中で，静謐な美しい時間が生まれてくるように思います。

互いに深く聴き合い共鳴する場を大切に

　大学院で私が担当しているゼミで修士論文の相談を受けていたときのこと，自分の進捗状況をある学生が話し始めると，元気のいい周りの仲間たちから，愛にあふれた助言が矢継ぎ早に飛び出しました。でも，話し始めてまだ間もないのです。「待って，もう少し本人に話させて」と思わず，口をついて出ました。本人が話すことを，まずはひとしきり丁寧に聴くことが大切です。そこで本人が語りながら自分で整理しながら納得していくことが，その人の力になるのです。

　その後，「先生の傾聴力に感謝」と当人からメッセージをもらいました。やはり周りの助言を止めて，本人に話を戻したのはよかったのだなあと確認しました。

　私たちの中には，「思わず反応して話したくなる私」「思わず自分の経験から助言したくなる私」がいます。ワークショップの中だけでなく，日常の仕事や生活のなかでも，まずは本人が深くふりかえって話し，そして互いに深く聴き合い共鳴する場を大切にしたいものです。

つながりを取り戻す

何とつながるの？

　2017年2月，日本ファシリテーション協会（FAJ）の北海道支部が「つながるをさがす」というイベントを企画し，話題提供者の1人として呼んでいただきました。人が集う場を気持ちのよい創造的な場にしていこう，というのが「ファシリテーション」なので，分野を超えてさまざまな現場で「つながる」ことを大切に活動している人々がたくさん参加され，病院の看護師や事務職にも何人もお会いしました。

　30分という限られた時間での話題提供のお役目でしたが，あれこれ考えて「何とつながるの？」というタイトルでプレゼンテーションを用意して，大学や広告会社に勤めていた頃の仕事やBe-Nature Schoolなどでのワークショップなど，自分が実践してきた「つなぐ仕事」のいくつかを写真を中心に簡潔に紹介しました。

　そして，「つながる」ことに関して大切にしていることを，「横軸と縦軸」でまとめてみました。「横軸」というのは，「人と人」，そしてその延長線上に「人と社会」をつないでいく水平の方向です。参加型の場をつくるファシリテーションの技法は，基本的にこの「人と人」をスムーズにつないでいくことを受け持ちます。

　人と人が出会うときにもいくつかのレベルがあります。まず言葉や理念など「知性」でのつながり，2番目に気持ちや思いなど「感情」でのつながり，そして3番目に言葉にはならないけれど気が合うとか雰囲気など「存在」でのつながりです。この3つがあるのですが，職場や仕事の面では，言葉など「知性」の面が大事にされています。だが，これだけでは無理があるのです。もっと気持ちやあ

図6-2 | 自分自身とつながる

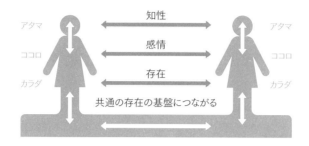

りようなど「感情」や「存在」面も含めて，人と人がトータルにつながっていこう，というのは大切なことだと思います。

　人にはさまざまな面があります。古来，「知情意」と言われたり，「知育・徳育・体育」が大事だと言われたり，人は「ボディ・マインド・スピリット・エモーション」を備えた存在だと言われたりしてきました。私たちは本来，アタマだけでなく，カラダやココロを有したホリスティック（全人的）な存在なのですが，日々たくさんの情報と仕事に追われ，意識が外へ外へと向かいがちで，自分の内側に意識が向かうことは少なくなっているように思います。

自分自身とつながる

　したがって，人が人とつながる前に，あるいは同時に大切なことは，「自分自身」とつながることです（図6-2）。自分の本当の思いや気持ち，自分の身体の調子など，自分自身の本当のところを感受したり素直に受け止めたりできていないことは多いと思いませんか。余裕がなかったり，自分で自分に蓋をして抑圧してしまったり，自分自身を大切にできなければ，どこかで無理が重なります。それでは，人や周囲の環境を本当に大切にし続けることは難しいと思います。

　さらに，自分自身の生命や存在そのものにしっかりつながることができれば，それは目の前の人にも，生きとし生けるものにも共通の，大きな存在の基盤につながれるのではないかと考えます。

私たちの自己というものは，よく「波と海」に例えられます。個々の存在は波の1つひとつです。この波の部分に注目していれば，私とあなたは違うし，それぞれには始めも終わりもあります。しかし，波は海の一部です。日常的な意識は波を見つめていますが，もし海の方に意識をシフトすることができればどんなふうに見えるでしょうか。海は1つです。始まりも終わりもありません。波である私たちも，実はつながっているのです。バラバラに見える私たちも，実は1つなのです。

自然と，社会とつながる

　この自分自身の身体や心につながり直す内へ向かうベクトルは，その延長線上に私たちの存在基盤であり，私たちを丸ごと包んでいる自然につながっていきます。ひいてはこの奇跡の惑星・地球を生んだ宇宙にもつながっていくのです。この，自分自身の内側に深く沈静することから自然・宇宙へと縦につながっていく方向性を「縦軸」と呼びたいと思います。「人と人・社会」の横軸に対して，縦軸は「人と自分自身・自然や宇宙」につながる垂直方向の軸で，マインドフルネスなどスピリチュアリティ修行の道，そして自然や宇宙とつながるのは自然体験の道と言っていいでしょう。

　私が，自然豊かな屋久島でさまざまなプログラムを行っているのは，私たちが自然とつながり直すためです。都会で忙しく働いていると，人間とインターネットの中だけに世界があるかと錯覚してしまいかねません。立教大学大学院のライフサイクル論という授業を屋久島での集中講座で10年ほど続けましたが，大自然を舞台に3日間泊まり込み，仲間と一緒に山や森，川や海に親しみ，自然体験を重ねると，大自然の中の無数の生命の相互依存や循環の姿に鮮烈な印象を受けます。そしてそれだけでなく，体験を共にしている仲間のかけがえのなさや，忙しくて振り返ることが少なかった自分自身のことについても，多くの気づきが生まれてきます。

　さらにこれらの学びが，社会の中でのこれからの自分の生き方や，欲しい未来を自らデザインしていこうという思いにつながります。いわば，「人と社会」の新たなつながりに出会い直していくのです。自分の得意なことや気になることを

図6-3 | 私と，自分自身・自然・他者・社会をつなぎ直す

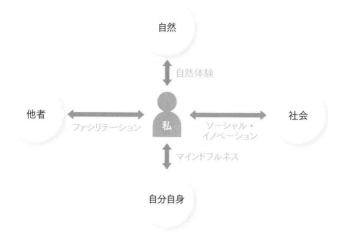

生かして，人や社会に役立つ事起こしは，「ソーシャル・イノベーション」と呼んでもいいと思います。

　このように，「つながり」といっても，私と他者，私と社会，という横に広がるつながりと，私と自分自身，私と自然，と縦に向かうつながり，という大きく2つの位相があるのではないかと考えます（図6-3）。他者や社会との横のつながりを健やかなものに調えていくのはもちろん大切ですが，たまには立ち止まって自分自身や自然ともつながり直したいものです。

学び合う場のつくり方：
本当の学びへのファシリテーション

教えることはしないほうがいい？

　長年のワークショップやファシリテーションの経験を，大学教育に応用する中で試行錯誤してきたことを，『学び合う場のつくり方―本当の学びへのファシリテーション』[4] という本にまとめ，2017 年に出版しました。私のファシリテーションの集大成でもあるので，この本のエッセンスをお伝えしたいと思います。

　「はじめに」では，現代カウンセリングの基礎を築いたカール・ロジャーズの「教えることはしないほうがいい」という，挑発的な言葉を取り上げました。

　多くの心悩める人たちに寄り添い，ひたすら傾聴しつづける中で，本人の苦悩の解決や成長に対して支援者ができることはわずかであること，そして本人が自分で発見し，自分で獲得したことしか，行動に意味ある影響を与える学びにはならないことを，ロジャーズは確認してきたのです。このような「来談者中心」のアプローチは，ほかの親子関係，企業の上司―部下関係，学校の教師と生徒，などさまざまな支援関係に当てはまることを次第に確信していた頃の講演です。それにしても，熱心な教育者が集ったハーバード大学での講演で，「教えることはしないほうがいい」とは，なんとラディカルな発言だったことでしょうか。

　しかし冷静に考えてみれば，確かに誰かに何かを「教えよう」と頑張っても，残念ながらこちらの思うようにはいかないことは，子どもや学生や部下のことを具体的に思い描けば，すぐ了解されることです。だからこそ，本人の行動に意味ある影響を与える学びを目指すなら，支援する側は教え込もうとするよりも，本人が学びたいと思える環境を整え，同じような問題意識や課題を抱えた仲間と語り合い刺激し合う中で，自ら発見し獲得する場をつくることが大事なのではないでしょうか。

私も大学で教え始めてから，自分が「これは伝えたい」と力んで話しても，あちこちで居眠りが始まっていたり，いきなり濃い話をして受け取ってもらえなかったり，さまざまなズレを感じ，自分のやり方への反省も強いられてきました。

教えるより学び合う場を創ろう

　日本の従来の知識詰め込み型の教育の問題として，学生の主体性が育まれない，学習意欲が低い，などが指摘されてきました。そこで最近になって「アクティブ・ラーニング」が急速に脚光を浴び，学習者の能動的な学びを引き出す重要性が語られるようになったのです。

　受動的に「聞く」だけでなく，「書く」「話す」「共に考える」など積極的な活動を取り入れることは，ワークショップという皆で創る参加型の場づくりをやってきた私には当然のことです。そのような場を実り多いものにするために，ファシリテーションという参加型の場を創り円滑に促進していくスキルが必要であることも，ずっと実践しながら主張してきました。

　この著作には，同志社大学と東京工業大学で，ワークショップやファシリテーションを応用し，「教える」より「学び合う」場を創ろう！　と奮闘してきた実践をまとめました。同志社大学では，200名以上の大教室でも誰も眠らずにイキイキと学び合える参加型授業を試み，そこから生まれた工夫を「8か条」にまとめました（▶P004）。また学生の意識調査を分析して，どういう成果があったかも確認しています。

万物とつながり直す

　ファシリテーションは，「人と人」をつなぐ場を創るのに大変有効なのですが，それだけにとどまりません。

　私たちが，少しは他の人のお役に立てる仕事をするには，自ら身心ともに健やかであることがベースとなります。そのためにも，外に向きがちな意識を自分の内側に向け，「人と自分自身」をつなぎ直すことにもファシリテーションは有効です。前に触れてきた「マインドフルネス」などで自分自身をケアしていく際に，

適切な場づくりやリード（声がけ）があると，ずっと深まるし，効果的なのです。

　また，環境問題など持続可能な未来を築いていく上で欠かせない課題に対して，私たち自身がこのかけがえのない生態系の一部であることを深く思い出していくことが大切です。自然体験を重視した環境教育など，さまざまな試みが展開していますが，これら「人と自然」をつなぎ直す上でも，参加や体験や相互作用を促すファシリテーションは有効です。

　そして，今やグローバルな世界に生き，私たちの暮らしで消費するもの，エネルギー，情報は，世界中とつながっているのです。国連で世界の国々が協議してまとめた「持続可能な開発目標：SDGs」（Sustainable Development Goals）の「貧困」「飢餓」など 17 のゴールは，現代を生きる私たち皆の課題です。このような「人と社会」をつなぐことにも，ファシリテーションは役立つのです。

　これらを，「人と人」「人と社会」をつなぐ横軸と，「人と自分自身」「人と自然」をつなぐ縦軸として，本章前節（▶P195）で整理しました。

ただ自分自身であることを

　最終章は，第 1 章（▶P010）でも触れたロジャーズが大切にした「三原則」に立ち戻りました。人は「教える」ことなどできないが，一方で人は，「自己一致」「受容」「共感的理解」という 3 つの条件を兼ね備えた人の前で，勝手に成長していく，という内容です。

　人を支援しようとする人が，本当に感じていることではなく，頭で取り繕ってよかれと思うことを語っても，それは結局見透かされ，援助的ではないのです。表現の仕方は受け入れられるように工夫する必要があるにしても，自分で感じていることと言っていること，やっていることが「一致」していることこそが，信頼につながるのでしょう。

　また，たとえ支援しようとする人に，自分が賛成しかねるような言動があっても，その人を尊重して，肯定的に信頼し「受容」できる態度を保てることが大切です。さらに，あたかもその人自身が感じているかのように，相手の内側から「共感的に理解」しようとする姿勢も重要なのです。

　これら 3 つの条件がある人の前で，人はおのずと成長していくというのがロ

ジャーズの主張です。このことは，私を成長させてくれた恩師たちを思い起こすと，とても当てはまることに気づかされます。恩師と思える先生方は，大人になっても自分自身の探求を真摯に続け，正直で自己一致しておられました。厄介な話を持ちかけたときはきちんと耳を傾け，受容し，共感的に理解しようとしてくださった。そんな先生の前で，こちらは勝手に問いを深め，共に集う仲間たちと学び合い，成長させてもらったのです。

　だから，教育に携わる私たちは，あれこれ「教えよう」としがちにならず，本当に相手の成長を支援しようとするならば，「ただ自分自身であること」を旨とすべきなのではないだろうか，と締めくくったのです。ただくつろいで自然であること。難しいことですがそれが一番なのだと思います。

　部下や学生は，まだ若くて未熟かもしれません。でもその分，「可能性の塊」です。その人の中には大きな力と可能性がある。それを深く信じて，教育者として立ち会わせてもらっている幸せを，感謝を持って味わいたいものです。

やすらぎと
ひらめきの場づくり

　最終節のタイトル「やすらぎとひらめきの場づくり」に込めた思いは，ほっとする場，ありのままの自分でいられ，かつ相互作用の中で何かがきらりとひらめいたり，皆が生き生きできる場を，どうやったら創れるのだろうか？という問題意識から生まれました。そして，そのためには，今ここのありのままを大切にする「マインドフルネス」という内向きの方向と，人々が安心して創造的な対話を楽しめる環境を調える「ファシリテーション」という外向きの方向の両方が必要だ，という思いを形にしたいと思いました。

　本章の最後にここまで書いてきたことをふりかえって，一部重複しますが私なりの「やすらぎとひらめきのための5か条」（図6-4）としてA, B, C, D, Eで始まる5つの英語でまとめました。

A：Appreciate（アプリシエイト）
　　自他のありのままを認める

　忙しい日常の中で，やるべきことや難問が山積みで，できていることよりもできていないことが気になりがちです。ただでさえ忙しいのに，さらに自分に厳しくしすぎてはいないでしょうか？　甘やかすのではなく，毎日頑張っている自分のありのままを，正しく認めてあげよう。それがアプリシエイトです。

　自分を責めがちだと，つい人にも厳しくなるものです。他者に対しても，それぞれの人生があり歴史があり今があるのです。違和感を感じる言動でもすぐに裁くことなく，それぞれの違いをまずはそのまま受け止めてみましょう。こちらが経験豊富だと，つい反射的に言葉を挟みたくなりがちですが，一息飲み込み，せっかく話し始めた若い人の言葉は最後まで聴きましょう。それも反論するために聞くのでなく，理解するために「耳と目と心」を総動員して「聴」くのです。

　自分や他者のありのままを認め，その真価をアプリシエイトできるようになる

図6-4 | やすらぎとひらめきのための5か条

A	B	C	D	E
Appreciate	Be here now	Compassion	Dialogue	Empower
自他のありのまま を認める	今ここにあれ	深く共感し， そして動こう	創造的な対話を 楽しもう	任せて， 力づけよう

には，飲み込まれずに隙間をつくるマインドフルネスのトレーニングが必要です。バタバタしているときでも，まずは自分の内側に意識を向け，自分が「呼吸」していることを思い出しましょう。出たり入ったりしているありのままの呼吸に気づき，ただついていく。それがマインドフルネスの入り口になるのです。

B：Be here now（ビー・ヒア・ナウ）
今ここにあれ

　マインドフルネスの練習は，いつどこででも思い出せばできるものです。通勤の電車や車の中でも，食べているときや歩いているときでも，仕事中でも，料理したりお皿を洗ったり家事しているときでも。千々に乱れる心に対して，「今ここで，自分の中で，何が起こっているのか」に意識を向け，一切のジャッジメント（評価・判断）を加えずに，ありのままを認めていきます。食べるときはゆっくり一口一口味わい，歩くときは一歩一歩大地にそっとキスするように丁寧に歩き，今やっている仕事に集中して念入りに仕上げる。家事もその一瞬一瞬を大切な仕事として心を込めてみるのです。

　つまり，何をするときでも「今ここにありきる」ということを大切にするのです。私たちが生きているのは，いつも今ここの一瞬だけなのです。それなのに，今ここには存在しない過去のことに引っ張られて怒ったり悔やんだり，あるいは未来のことを心配したりして，今ここの瞬間を味わって生きることをおろそかにしがちなのが私たちです。いつもこんな調子では，いつ充実した人生や幸せが訪れるでしょうか？

　"Be here now"「今ここにあれ」は，1960年代からの有名なキーワードで，シンプルで含蓄が深い言葉です。産業革命後の西洋近代がリードした世界は，飛躍

的な発展を遂げましたが，「物質的な豊かさと忙しさは得たものの，本当に豊かになれたのか」「立ち止まって，深く観よう」「唯，足るを知ろう」。そんな東洋の叡智のエッセンスが盛り込まれています。

　私たちも忙しい毎日，時には立ち止まりましょう。「忙しさ」は外的な要因だけではないはずです。「忙」という字は「心を亡くす」ことだというように，自分の心という内的な要因も大きいのです。忙しすぎると自分を大切にできないし，とても人の面倒まで見られません。あせらず，「今，ここ」をこそ！

C：Compassion（コンパッション）
　　深く共感し，そして動こう

　"compassion" という言葉の語源は，ラテン語の「共に，苦しむ」だといいます。"passion" は，「情熱」「熱情」などの印象が強い言葉ですが，元はイエス・キリストの「受難」のことなのです。罪多き私たちの一切の罪を背負って代わりに十字架に架かってくださったイエス，そのすさまじい愛と苦しみを共にすることが compassion です。

　日本語では「同情」「哀れみ」などと訳されてしまいますが，これではやや上から目線になってしまいます。「思いやり」とか「慈悲」と訳されることもあります。

　「慈悲」は仏教用語で，「慈」（マイトレーヤ）という「最高の友情，全ての人々に友情を持つこと」という語と，原意が「呻き」を意味する「悲」（カルナ）という語からなる言葉です。『新・仏教辞典』（中村元監修，誠信書房）には，「人生の痛苦に呻き，嘆いたことのある者のみが，苦しみ悩んでいる者を真実に理解でき，その苦しみに同感し，その苦しみをいやすことができるのであるが，その同苦の思いやりを〈悲〉と呼ぶ」と書かれています。さらに「高きから低きに向かうのでなく，常に同じ高さにあるもの同志の心のふれ合いを重んずるところに仏教の慈悲の大きな特徴がある」というのですから，仲間の苦しみへの強い共感を表す言葉です。

　前述の『死にゆく人と共にあること──マインドフルネスによる終末期ケア』[2]の著者で，ウパヤ禅センターのジョアン・ハリファックス老師は，死に立ち会う医療関係者にとって，この compassion がとても大切だと言われ，「コンパッションとは，他者の経験に立ち会い，他者に気を配り，何が相手の役に立つのか

を感じ取り，そしておそらく実際に役に立つことができる能力のこと」だと説明します。他者の痛みに共感するだけでなく，なんとか軽減したいと実際に働きかけ動いていくことまで含んでいます。そして，この力は瞑想などのトレーニングによって養うことが可能だと言われています。

　まれに本当に自分のことはそっちのけで，他者の苦しみに共感し，なんとかしたいと尽力される方に出会うことがあります。自我へのこだわりや執着を手放し，自他の境界を超えてひとつになっている方は，本当にすごいと思います。どこかに義務感や自己犠牲の精神が残っていると，燃え尽きや共感疲労につながる恐れもあるのでセルフケアが本当に大切になりますが，突き抜けてしまうと，もう万物が応援してくれるのかもしれません。私にとってもまだまだ遠い道のりですが，「養うことが可能」という老師の話を信じて精進していきたいと思っています。

D：Dialogue（ダイアローグ）
創造的な対話を楽しもう

　私たちはさまざまなタイプの「話し合い」をします。ざっくり「会話」と「議論」と「対話」に分けて考えてみましょう。「会話」（conversation）は，「日常会話」という表現があるように，まさに日常の生活で用を足すのに必要な情報のやりとりや，人と人の関係によって成り立つ社会の潤滑油や社交として交わされる「おしゃべり」です。テーマはどんどん流れていくし，結論は特に必要ないし，いつ始まっても終わってもかまわない。一番気楽な話し合いです。

　「議論」（discussion）は，「議論を戦わせる」という表現があるように，どちらが正しいか優れているか競い合うイメージがあります。自分の意見や論拠をきちんと持ち，相手を説得したり，相手の甘いところをついて打ち負かしたりします。"discussion" の "cussion" の原義には「破壊する」という強い意味があるそうです。自分の意見はまず曲げない。論理性を養うのに有効な「ディベート」がその典型ですが，論理で勝っても実社会ではそう簡単には事は動かないし，角が立つことすらあります。議論したあと，多数決によって「結論」をはっきりさせることも多く行われます。

　「対話」（dialogue）は，面と向かって話し合うことです。緊張関係にある国家間でも「対話」が模索されるように，武力による戦争ではなく，話し合いによっ

て相互理解を深め，歩み寄って解決を目指す融和的なニュアンスがあります。日本語で「対談」というと２人で話をすることですが，対話は２人に限りません。前述の『ダイアローグ―対立から共生へ，議論から対話へ』[1]の著者デヴィッド・ボームは，もともと"dialogue"は，「〜を通して」を意味する"dia"と，「言葉」「言葉の意味」を意味する"logos"からなり，ここから「人々の間を通って流れている『意味の流れ』という映像やイメージが生まれてくる」と語っています。やりとりの中で新たな理解が現れてくる可能性があり，それは人々をつなぐ創造的なものだということです。

　「やすらぎとひらめきの場」に必要なのは，「論破する議論」ではなく，お互いの違いを理解し，尊重し合い，率直なやりとりのなかで，元々誰も想像していなかった新たな意味や理解を生み出す「創造的な対話」です。この創造的な対話を阻害するのが，自分の意見や想定に固執することなのです。ここでもマインドフルな意識で自分の色眼鏡を自覚し，固定観念や自分の想定を保留することが求められます。建設的な話し合いは，お互いのこだわりを手放し，未知の世界へと開いていかないとできないのです。

E：Empower（エンパワー）
　　任せて，力づけよう

　まとめの５か条の最後に，「権限を与える」とか「（人に）自信を持たせる」「（人を）力づける」という意味の「エンパワー」をあげたいと思います。

　本書の主読者である看護管理者の皆さんは，現場をよく知った上で，もっと大きな視点からマネジメントにも尽力されている相当な頑張り屋さんだとお察しします。本当に頭が下がります。

　自分で言ったりやったりしたほうが早いと思ってしまうと，なかなか人に任せるのは心休まらないかもしれません。ただ，１人でできることは限られていますし，人は自分で苦労して身につけない限り，いくら言われてもなかなか自分のものにはならないのです。

　人生の後半にさしかかって思うことは，「年長者の役割は，チャンスをつくって若い人に任せること」ではないかということです。部下や学生，若者に対して，経験豊富な年長者が教えてあげる姿勢になりがちなのですが，何かの機会に信頼

して任せてみると，自分の想像を超える素晴らしいパフォーマンスを発揮してくれて驚くことがあります。エンパワー，まさに権限を与えて任せてみることによる力です。本人はドキドキして大変な苦労をするかもしれません。でもそれを引き受けて乗り越えない限り，真の成長はないのです。だからこそ，「愛を持って見守ろう」なのです。

　本書では，学び合い育ち合う場や組織をつくるためのファシリテーションについて，3人の仲間で書き分けて探究してきました。読者の皆さんそれぞれの現場で，「やすらぎとひらめき」が少しでも広がり，身近な他者から組織全体まで，健やかで元気になる一助になったのなら幸いです。まずは何よりも読者の皆さん自身が健やかで元気でありますように。

引用・参考文献

1　デヴィッド・ボーム：ダイアローグ—対立から共生へ，議論から対話へ. 英治出版，2007.
2　ジョアン・ハリファックス 著，井上ウィマラ監訳：死にゆく人と共にあること—マインドフルネスによる終末期ケア. 春秋社，2015.
3　村川治彦：G.R.A.C.E.とは—コンパッションに基づくケアのためのトレーニング. Cancer Board Square, 4(1), 70-75, 2018.
4　中野民夫：学び合う場のつくり方—本当の学びへのファシリテーション. 岩波書店，2017.
5　中野民夫：連載 やすらぎとひらめきの場づくり—マインドフルネスとファシリテーション. 看護管理，26 (7) -27 (12), 2016-2017.

おわりに

　やっとここまでたどり着き，「長年の願いがかなった」という高揚感と「ナースファシリテーターとして活動を続ける自分の生き方」への責任を思う，そんな緊張感の中にいます。

　私とファシリテーションとの出会いは，偶然ネットサーフィンで見つけた2004年の「日本ファシリテーション協会NPO認証記念フォーラム」でした。コーチングと似ているようでちょっと違うこの「ファシリテーション」は，グループダイナミクスを効かせるためにいいツールだ！　これはきっと看護チームの成長に役立つはずだ！と，全体像はよく分からないまま直感的な信頼感を抱き，まず手始めに中野民夫の本を買い，それを片手に同会に入会しました。

　その後，2006年のBe-Nature Schoolファシリテーション講座4期において，中野民夫と森雅浩の両講師から，ファシリテーションを体験的に学ぶことができました。講座は，バックグラウンドが異なる社会人の仲間との3か月間にわたる深い学び合いの体験でした。この多様な領域にまたがる関わり合いは，発見が多くとても楽しい時間であり，学べば学ぶほど，そして実践すればするほど，ファシリテーションの奥深さを実感する時間でもありました。

　当時，Be-Nature Schoolのファシリテーション講座の先輩に，何人かの若い看護師たちがいました。彼女たちはとても熱い思いを持っており，「真面目」で「熱心」なナースたちでした。彼女たちは臨床現場でボロボロに疲弊してしまっていたのです。ある日，森に声をかけられて，彼女たちから数時間にわたって現場の実情や考えを聞くことになりました。私は，彼女たちとの対話を踏まえて，ファシリテーションはまず看護管理者に伝えていかなくてはならないと心に誓いました。あの日，夕暮れまで3人で話し込んだことは，今でも鮮明に覚えています。

　それから8年経った2014年，ようやく看護管理者にファシリテーションを届ける機会に恵まれました。そして師匠中野民夫の巻き込みにも成功し，医学書院の『看護管理』2014年1月号で「『対話』が現場を変える！ファシリテーター

型リーダーシップ」という特集が組まれました。2016 年には森雅浩を巻き込み
ファシリテーションスキルに関する特集，2018 年にはプログラムデザインの連
載へと広げていくことができました。

　きっと師匠たちは，浦山の無茶ぶりに巻き込まれてしまったと思っていると思
いますが，この「無茶ぶり」こそが互いの信頼関係なのだと思っています。

　こうしてファシリテーションとの出会いから 16 年，ようやく師匠たちと共に
看護師に届ける本が作れたことに感慨ひとしおです。

　実は私は，かなり昔に看護現場でファシリテーターと出会っておりました。杏
林大学医学部付属病院に入職し，最初に配属された救命救急センターの中村惠子
看護師長（当時）は，とてもできる看護師で，厳しく怖い人でもありました。そ
の頃は朝のあいさつをしに行くだけでも緊張してしまうような状況だったことを，
今でも鮮明に覚えています。

　そんな厳しく怖い看護師長は，不思議な面接や話し合いの場をつくっていまし
た。明日にでも退職する勢いで看護師長室に直談判にいったはずの先輩たちが，
「次はこんなことも，あんなこともやってみよう！」と笑顔で戻ってきたり，困っ
た事象が起きた時に先輩看護師たちが看護師長室に集められ，怒られているのか
と思いきや，わいわいがやがやと皆で今後の改善策を決めてくるという感じでし
た。

　当時，看護師長はいったいどんな魔法を使っているのか？　と思ったのですが，
今思えば彼女はファシリテーターだったのだと思います。上司として，時にとて
も厳しいけれど私たちの意見を丁寧にいつも聞いてくれ，私たちに考える時間を
与え，そして自分で決めるプロセスを支援するという姿勢で，人を育てる人だっ
たのです。そうした時間があったことは，今でも本当にありがたかったと思いま
す。

　こんな出会いや経験の後，ようやく本書が生まれたのです。

　「師匠ではあるが，仲間でもある」。そういうありがたい関係性を持ってくれる

お2人と共に本を作ることは難しいプロセスでもありました。私にとっては看護（管理者）が大切にしていることを言語化して伝えなくてはならないという，修行の場でもあったからです。

　師匠のご家族にも感謝です。中野陽子さん，森瑞江さんにはご夫婦の時間を随分こちらに回していただきました。ありがとうございました。また，ここまでたどり着けたのは，伴走してくださった医学書院の小齋愛さんの存在があります。心から感謝します。

　多くの人に助けられて生まれ落ちたこの本は，対話があふれる看護現場をつくるための「元」になるものだと思っています。ですから飾っておいては価値がありません。ボロボロになるくらいに現場で活用され，現場の実践から新たな知恵が加えられる本になることを願っております。同時に，看護師と患者さんが共にチームとしてよりよい医療に向かうための一助になることを祈念します。

2020 年 2 月
浦山絵里

索引

著者紹介

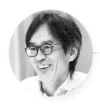

中野民夫 ● なかのたみお

東京工業大学リーダーシップ教育院・リベラルアーツ研究教育院教授
ワークショップ企画プロデューサー

東京大学文学部卒。30年の広告会社勤務，同志社大学教授を経て，2015
年秋から現職。1990年前後に休職留学したカリフォルニアの大学院CIISで
組織開発やワークショップについて学ぶ。以後，社会教育，市民活動，NPO/
NGO，行政，企業，学校など多様な分野で，人と人・自然・自分をつなぎ直
すワークショップのファシリテーターや，「参加型の場づくり」の講座を数多く実践
している。主著に，『ワークショップ』『ファシリテーション革命』『学び合う場の
つくり方』(以上，岩波書店)，共著書に『えんたくん革命』(みくに出版)など。

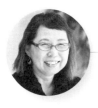

浦山絵里 ● うらやまえり

ナースファシリテーター／ひとづくり工房 esuco 代表

杏林大学医学部付属病院に長く勤務し，病棟看護師長を経験。2007年ひと
づくり工房esucoを起業し，ナースファシリテーターとして各地の看護協会，病
院での研修講師や人材育成に携わる。生涯学習財団認定ワークショップデザ
イナー。

森 雅浩 ● もりまさひろ

Be-Nature School 代表

会社員生活を経て海洋環境系団体に身を投じ，国際会議のプロデュースを行
う。その縁がきっかけで，自然・人・社会のよりよいつながりを育む学びと成長
の場 Be-Nature School 立ち上げに関わり，以降企画・プロデュースを担当。
共著書に『おとなの自然塾』『ファシリテーション──実践から学ぶスキルとこころ』
(ともに岩波書店)，『田んぼのきもち』(ポプラ社)がある。